Rolando Rossi
Notfall-Fibel für die Apotheke

Notfall-Fibel für die Apotheke

Von Dr. med. Rolando Rossi

Universitätsklinik für Anästhesiologie
Klinikum der Universität Ulm

Mit 45 Abbildungen und 19 Tabellen

2. überarbeitete und erweiterte Auflage

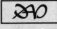

Deutscher Apotheker Verlag Stuttgart 1992

Anschrift des Verfassers:
Dr. med. Rolando Rossi
Universitätsklinik für Anästhesiologie
Sektion Notfallmedizin
Klinikum der Universität Ulm
Prittwitzstraße 43
D-7900 Ulm (Donau)

Die 1. Auflage des vorliegenden Werkes hatte den Titel
„Notfallsituationen in der Apotheke"

Die Deutsche Bibliothek — CIP-Einheitsaufnahme

Rossi, Rolando:
Notfall-Fibel für die Apotheke / von Rolando Rossi.
2., überarb. und erw. Aufl. — Stuttgart : Dt. Apotheker-Verl., 1992
  (Paperback DAZ)
   1. Aufl. u. d. T.: Rossi, Rolando: Notfallsituationen in der Apotheke
   ISBN 3-7692-1536-2

© 1992 Deutscher Apotheker Verlag Stuttgart
Printed in Germany
Satz, Druck: Hofmann, Schorndorf
Umschlaggestaltung: Hans Hug, Stuttgart

Vorwort

Akute Notfälle können sich jederzeit und überall ereignen. Es gibt sie nicht nur im Straßenverkehr, sondern in allen Bereichen des täglichen Lebens. Nicht nur Unfälle, sondern auch verschiedenste Erkrankungen können innerhalb kürzester Zeit so tiefgreifende Veränderungen der Funktionen der Organe und deren geordneter Zusammenarbeit bewirken, daß das Überleben des Gesamtorganismus gefährdet ist.
Ziel aller Hilfsmaßnahmen ist es, das Überleben zu sichern und den Gesamtschaden für den Betroffenen so gering wie möglich zu halten. Die Aufgabe des Ersthelfers besteht darin, alle notwendigen, diesen Zielen dienenden Techniken anzuwenden, den Erkrankten bzw. Verletzten aber nicht durch Übereifer und fehlerhaftes Vorgehen zu gefährden.
Nil nocere – nicht zu schaden, bleibt auch in einer Zeit eingreifender Behandlungsschritte am bereits am Notfallort immer das oberste Ziel für alle Ersthelfer, aber auch für Rettungssanitäter und Ärzte.
Unter den kritischen Augen von Zuschauern, die erfahrungsgemäß „alles besser wissen und können", zeichnet sich der geeignete Helfer vor allem durch sein umsichtiges, ruhiges und systematisches Vorgehen aus. Nicht die umfangreiche Notfallausrüstung, sondern Wissen, Improvisationstalent und mitmenschliches Denken und Handeln sind das optimale Rüstzeug zur Bewältigung von Notfallsituationen.
Notfallsituationen erfordern eine qualifizierte Erstversorgung, die auf der Grundlage einer fundierten Ausbildung in der Ersten Hilfe durchgeführt werden muß. Dem Apotheker kommt hierbei, aufgrund seiner Ausbildung und seiner Integration in die medizinische Versorgung, eine besondere Funktion und Verpflichtung zur adäquaten Hilfeleistung zu.
Bereitschaft zur Hilfeleistung ist eine elementare menschliche Eigenschaft. Das vorliegende Buch will auf der Grundlage der Kenntnisse und Erfahrungen der modernen Notfallmedizin leicht verständlich und nachvollziehbar das Wissen vermitteln, welches einem Apotheker und seinen Mitarbeitern in Beruf und Freizeit hilfreich sein kann. Ziel der Darstellung war nicht die Beschreibung aller denkbaren Verfahren, sondern die Beschränkung auf diejenigen Techniken, die unter Notfallbedingungen vorrangig und allgemein anerkannt und praktikabel sind.

September 1992   Rolando Rossi

Inhaltsverzeichnis

Teil 1
Notfallmedizinische Maßnahmen

Teil 2
Notfallsituationen

Teil 3
Notfallmedizin

Teil 4
Ausstattung für Notfallsituation

Einleitung

Einleitung

Historische Entwicklung der medizinischen Hilfeleistung

In den zurückliegenden Jahrzehnten konnten wir eine kontinuierliche Entwicklung in der Erstversorgung von Notfallpatienten beobachten, die sich vor allem aus den Fortschritten in der Intensivmedizin ergaben. Es gelang in dieser Zeit nicht nur die Aufgaben der Notfallmedizin zu analysieren und zu definieren, sondern auch sie zu systematisieren und in einem Gesamtzusammenhang zu sehen. Zwischen dem jeweiligen Erkenntnisstand der Medizin und den sich daraus ergebenden Möglichkeiten zur Erstversorgung bei akuten Erkrankungen oder Verletzungen bestehen innige Zusammenhänge.

Altertum. In der Frühzeit der Menschheit galt der Grundsatz: Ein in der Gemeinschaft wegen einer Verletzung oder Erkrankung nicht mehr brauchbares Mitglied ist zu töten. Zumindest ist durch seine Aussonderung und damit auch der Preisgabe seines Lebens die Gemeinschaft von zusätzlichen Aufgaben und Behinderungen zu entlasten. Es fehlte jeder Ansatz für eine „medizinische" Behandlung. Auch eine „mitmenschliche" Hilfe wurde versagt.

Diese Einstellung änderte sich mit der Entwicklung erster Kulturen und daraus resultierender ethischer und religiöser Grundsätze. Aus der zunächst im Vordergrund stehenden samaritanen Hilfe, die Schwerkranken oder Schwerverletzten gewährt wurde, ergaben sich zwangsläufig die ersten Ansätze für eine Behandlung. Sie entstanden aus dem Wunsch, nicht nur Kranke zu betreuen, sondern darüber hinaus ihre Gesundung zu ermöglichen. Aber auch Lebensbedrohten oder Leblosen galt es zu helfen.

Mittelalter. Betrachten wir die eingesetzten und überlieferten Verfahren, so haben sie anfangs einen ausschließlich kultischen oder magischen Hintergrund. Sehr bald aber entwickelten sich wirksame Hilfsmaßnahmen auf der Grundlage des Zufalles und der Empirie. Eine gewisse Systematik, vor allem Erkenntnisse über die Bedeutung der Atemfunktion und der Herz-Kreislauf-Tätigkeit für das Überleben, lassen sich bereits im 17. Jahrhundert erkennen. Es ist erstaunlich, daß praktisch alle heute angewendeten Wiederbelebungsverfahren, zumindest in ihren Vorläufen, mehr oder weniger lange bekannt waren und bereits früher mit vereinzeltem Erfolg eingesetzt wurden.

Unter den gleichen Aspekten der bereits dargestellten, anfangs vorwiegend samaritan ausgerichteten Hilfe, entstanden aus der vom Christentum verkündeten Pflicht zur Nächstenliebe die ersten Hospitäler. Neben der rein betreuenden Funktion entwickelten Heilkundige und ihre Helfer in den vorgegebenen Einrichtungen erste Behandlungszentren, die schließlich die Möglichkeiten der Fürsorge, Pflege und „ärztlichen" Therapie in sich vereinten.

Neuzeit. Neue, in die Gegenwart reichende Erkenntnisse sammelte Larrey, der leitende Chirurg Napoleons, durch den Einsatz der sogenannten „fliegenden Ambulanzen". Erstmals kamen hier Ärzte zum Verletzungsort, um unmittelbar lebenswichtige Operationen vorzunehmen. Diese ersten, durchaus positiven Erfahrungen, gerieten jedoch wieder in Vergessenheit.

Vor 40 Jahren stellte der Krankenwagen, besetzt mit einem Sanitäter, der gleichzeitig Fahrer war, und lediglich mit einem Verbandskasten ausgestattet wurde, die modernste Entwicklung der außerklinischen Notfallmedizin dar. Beschließen wir die Skizze des historischen Hintergrundes mit einem Ausspruch des Heidelberger Chirurgen Kirschner. Aus der Empirie und seinem besonderem Interesse und Engagement für die chirurgische Versorgung von Unfallverletzten zog er im Jahre 1936 die Schlußfolgerung: „Der Notfallpatient muß nicht so schnell wie möglich in die Klinik transportiert werden, um dort die im Einzelfall notwendige Hilfe zu erhalten, sondern diese Hilfe muß bereits am Orte des Geschehens und auf dem Transport sichergestellt werden, da die Lebensbedrohung in zeitlicher Nähe zum Geschehen am größten ist." Etwa 20 Jahre später ergaben sich aus mehreren Gründen konkrete Ansatzpunkte für die Realisierung dieser Forderung.

Moderne Notfallmedizin

Im Jahre 1957 wurde von Bauer und Frey in Heidelberg das erste „Klinomobil", ein auf Räder gesetzter Operationssaal mit Vorbereitungsraum im Rettungsdienst eingesetzt. Es war ein speziell umgebauter Omnibus, der noch zusätzlich ein Versorgungsaggreat mit sich führte.

Bald konnte man jedoch feststellen, daß Operationen am Unfallort kaum notwendig sind. Dagegen wurde erkannt, daß eine schnelle Sicherung der Vitalfunktionen, d.h. der Atmung und des Herz-Kreislauf-Systems, von weitaus größerer Bedeutung ist (Abb. 1).

In den 60er Jahren wurden daher die ersten Notarztwagen in Dienst genommen, die nicht mehr einem Operationssaal nachempfunden waren, sondern eine Intensivstation auf Rädern darstellten. Hierdurch war es möglich, den Arzt und seine Helfer sowie medizinisch-technische Geräte schnell zum Notfallpatienten zu bringen, die Vitalfunktionen des Patienten zu sichern und dann, nachdem die Transportfähigkeit hergestellt war, den Patienten zur klinischen Versorgung in ein Krankenhaus zu bringen.

Aus der historischen Betrachtung heraus sind folgende wichtige Schlußfolgerungen zu ziehen, die als Grundlage für die aktuelle Situation ihre Bedeutung zur

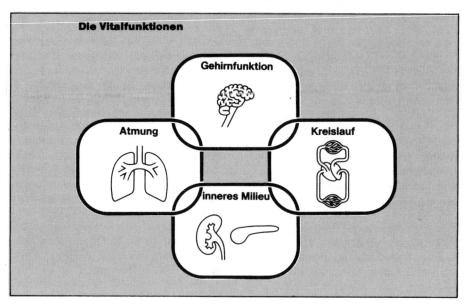

Abb. 1: Die Vitalfunktionen

Erstversorgung von Notfallpatienten haben:
Die Aufgabenstellung für die provisorische Behandlung vor Ort und die definitive, klinische Therapie, insbesondere nach akut eintretenden Schädigungen (Erkrankungen und Verletzungen), ist vom jeweiligen Stand des medizinischen Wissens abhängig.
Neue Kenntnisse und Methoden erschließen nicht nur neue und verbesserte Möglichkeiten, innerhalb der Krankenhäuser, sondern erweitern auch dementsprechend den Behandlungsauftrag für die außerklinisch tätigen Ärzte, Notärzte, Rettungssanitäter und vor allem auch für die Laien, die als Ersthelfer tätig waren.

Aktuelle Situation

Das Rettungswesen ist in der Bundesrepublik Deutschland heute auf einem Stand, um den es vielfach vom Ausland beneidet wird. Eine organisatorische Struktur mit Notfallmeldern, Rettungsleitstellen, Alarmpiepsern, mit Fahrzeugen wie Krankenwagen, Rettungswagen, Notarztwagen und Rettungshubschraubern einschließlich des qualifizierten Personals an Bord dieser Rettungsmittel bieten Voraussetzungen, innerhalb kürzester Zeitfristen entsprechende Helfer einschließlich der notwendigen Ausrüstung an den Notfallort zu bringen.
Trotzdem sterben täglich Patienten, weil sie nicht rechtzeitig oder nicht ausreichend sachgerechte Hilfe erhalten haben. Das Schicksal von Notfallpatienten entscheidet sich häufig schon am Ort des Unfalles oder des Eintretens der akuten Erkrankung. 10% dieser Patienten könnten gerettet werden oder vor weiterem Schaden bewahrt werden, wenn zu diesem Zeitpunkt durch qualifizierte Maßnahmen durch entsprechend ausgebildete und aktiv werdende Ersthelfer dazu beigetragen würde, den fatalen Ausgang zu verhindern oder zumindest

den geschädigten Organismus vor weiteren Komplikationen zu bewahren.

Aufgaben des Laien-Ersthelfers

Auf der Grundlage dieser Erkenntnisse haben sich die Schwerpunkte der Ersten Hilfe in den letzten Jahrzehnten von den traditionellen Maßnahmen wie Anlegen von Verbänden, Schienungen etc. zu den sogenannten Lebensrettenden Sofortmaßnahmen hin verschoben. Diese müssen bei Lebensgefahr sofort in Angriff genommen werden.
So wird bei einer Bewußtlosigkeit die Durchführung einer stabilen Seitenlage, bei Atemstörungen das Freimachen der Atemwege, ggf. die künstliche Beatmung oder bei schweren Blutungen die Blutstillung und Schlocklagerung, das primär Notwendige sein.
Für diesen Zeitraum wird der reguläre Rettungsdienst noch nicht zur Verfügung stehen können. Es kann und muß ausschließlich der in Erste-Hilfe-Maßnahmen ausgebildete Laie eingreifen und helfen, um bestehende Störungen zu beseitigen und drohende Komplikationen abzuwenden.
In den folgenden Kapiteln sollen auf der Basis der Aufzeichnungen des Ulmer Rettungszentrums, die einen Zeitraum von über 15 Jahren umfassen, für den Bereich von Apotheken relevante Notfälle und Notfallsituationen exemplarisch dargestellt werden. Ziel ist nicht die detaillierte Vorstellung aller grundsätzlich möglichen und vielleicht vereinzelt auch hilfreichen Maßnahmen. Im Mittelpunkt soll das am Notfallort notwendige Vorgehen berichtet werden, um eine unmittelbare, vitale Bedrohung vom Patienten abzuwenden und den Zeitraum bis zum Eintreffen professioneller Helfer bestmöglichst zu überbrücken.
Die Aufgabe des Ersthelfers besteht vor allem darin, durch geeignete Schritte
■ eine Notfallsituation als solche zu erkennen,

■ durch eine sachgerechte Notfallmeldung weitere qualifizierte Helfer herbeizurufen und

■ die Zeit bis zu deren Eintreffen gegebenenfalls durch lebensrettende Sofortmaßnahmen zu überbrücken (Abb. 2). Falsch ist sicher die Annahme, daß durch die inzwischen funktionierenden Rettungs- und Notarztdienste mit entsprechenden ausgebildeten Helfern und zielgerichtet ausgerüsteten Fahrzeugen die Notwendigkeit einer qualifizierten Ausbildung der Gesamtbevölkerung und insbesondere aller im medizinischen Sektor Tätigen in der Ersten Hilfe nicht mehr bestünde. Vielmehr gilt nach wie vor das Konzept der Rettungskette, die insgesamt nur so stark sein kann, wie ihr schwächstes Glied.

Ausgehend von den Maßnahmen, die unmittelbar am Notfallort ohne zeitliche Verzögerung begonnen werden müssen, setzt sich die Rettungskette über die Notfallmeldung an den Rettungsdienst weiter fort. Hier werden erweiterte (ärztliche) Maßnahmen durchgeführt und die Transportfähigkeit des Patienten

unter kontrollierten Bedingungen angestrebt. Im Krankenhaus erfolgt dann die definitive Diagnostik und die weitere operative/konservative Therapie (Abb. 3).

Im ersten Teil des Buches werden systematisch die notfallmedizinischen Maßnahmen beschrieben. Im zweiten Teil werden vorrangig solche Situationen dargestellt, bei denen durch Störungen der Atmung und/oder des Herz-Kreislauf-Systemes eine akute vitale Gefährdung besteht, die sofortiger, gezielter Behandlung bedarf. Ferner soll versucht werden, Verletzungen und spezielle, besonders „apothekentypische" Notfälle hinsichtlich der Möglichkeiten der Prophylaxe und Erstbehandlung durch die Mitarbeiter vorzustellen.

Anmerkung:
Grundsätzlich sind bezüglich der Anwendung von Medikamenten durch den Apotheker erhebliche rechtliche Vorbehalte zu beachten. In der Bundesrepublik Deutschland, wie in einer ganz großen Zahl benachbarter Staaten, ist die

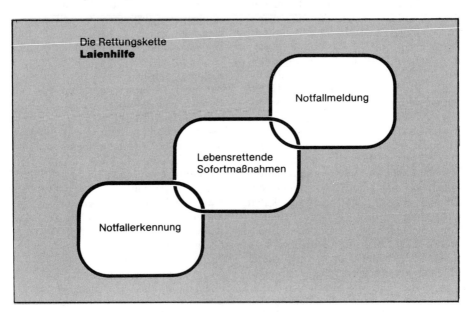

Abb. 2: Aufgaben des Ersthelfers

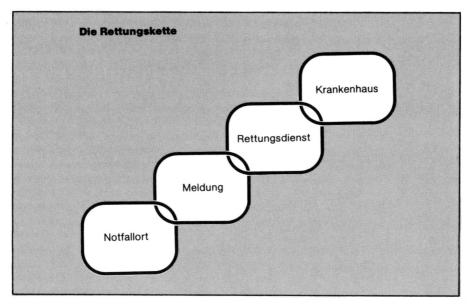

Die Rettungskette

Krankenhaus

Rettungsdienst

Meldung

Notfallort

Abb. 3: Die Rettungskette

Indikationsstellung zur Behandlung mit rezeptpflichtigen Medikamenten an den Arzt gebunden. Dabei ist zusätzlich zu beachten, daß alle sogenannten Notfallmedikamente wie Antiarrhythmika, Katecholamine, Vasodilatatoren usw. hochpotente Substanzen mit sehr geringer therapeutischer Breite sind, die eine genaue Kenntnis des Wirkungsspektrums und die Kenntnisse und Möglichkeiten zur Behandlung von Komplikationen erfordern. Aus all diesen Überlegungen kann dem Apotheker nur angeraten werden, mit allem Nachdruck die mechanischen Basismaßnahmen der Notfallmedizin zu erlernen und zu üben, von einer in jeder Hinsicht problematischen Anwendung von Notfallmedikamenten aber Abstand zu nehmen. Dabei ist festzustellen, daß erst die Basismaßnahmen in der Behandlung von Notfallpatienten die Voraussetzungen für einen gezielten und unterstützenden Einsatz von Pharmaka schaffen. Nicht die Medikamentengabe ist die vorrangig erforderliche Therapie, sondern die Sicherung von Atmung und Kreislauf durch die lebensrettenden Sofortmaßnahmen. Die ersten Minuten nach einem akuten Ereignis sind die kritischste Phase. Häufig entscheiden die in dieser Zeitspanne zur Anwendung kommenden oder unterlassenen einfachen Maßnahmen bereits definitiv darüber, ob durch später einsetzende aufwendige Verfahren und die klinische Behandlung das Leben gerettet und die Gesundheit wiederhergestellt werden kann. Die eindeutige Schlußfolgerung aller vorliegenden Untersuchungen und Erfahrungen kann nur so formuliert werden, daß nicht nur gut ausgebildete Mitarbeiter im Rettungsdienst notwendig sind, sondern daß ganz besonders durch eine große Zahl qualifizierter Ersthelfer der bei akuten Notfällen drohende gesundheitliche Schaden durch leicht erlernbare Handgriffe begrenzt werden kann.

Teil 1

Notfallmedizinische Maßnahmen

1.1
Notfalldiagnostik

Die Aufgaben des Ersthelfers besteht primär darin,

■ eine Notfallsituation als solche zu erkennen,

■ unmittelbar notwendige lebensrettende Sofortmaßnahmen zu ergreifen und

■ eine informative Notfallmeldung abzugeben, um weitere, qualifizierte Helfer an den Notfallort zu rufen.

Dies setzt die Kenntnisse und praktischen Fähigkeiten voraus, einen Patienten insoweit untersuchen und beurteilen zu können, daß eine Lebensgefahr sicher erfaßt oder ausgeschlossen werden kann.

Grundsätzlich umfaßt die Erstdiagnostik bei jedem Notfallpatienten vier Bereiche:

■ **Bewußtseinslage/Gehirnfunktion**
■ **Atmung**
■ **Herz-Kreislauftätigkeit**
■ **Verletzungen.**

Diese grundlegende, nur Sekunden in Anspruch nehmende erste Orientierung über den Zustand des Patienten erfaßt alle die Symptome, die für die Erstmaßnahmen richtungsgebend sind. Anhand einer einfachen Klassifizierung

■ keine Störung der vitalen Funktionen erkennbar,

■ Störung einer oder mehrerer vitaler Funktionen nachweisbar oder zu erwarten,

■ Ausfall einer oder mehrerer Vitalfunktionen

ergibt sich die Gesamtbeurteilung. Daraus lassen sich unmittelbare Konsequenzen für die Erhaltung bzw. Wiederherstellung der vitalen Funktionssysteme ableiten.

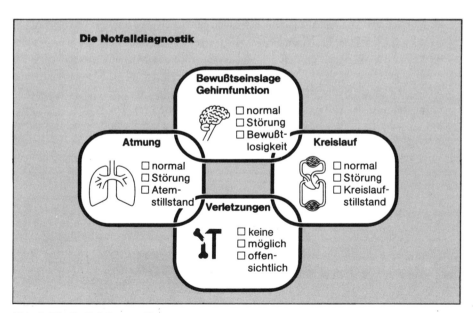

Abb. 4: Die Notfalldiagnostik

Basisdiagnostik

Neben der Beurteilung der Bewußtseinslage durch Prüfung der Reaktion auf äußere Reize (Ansprechen, Schütteln) wird die Atmung durch Feststellung von Atembewegungen (Heben und Senken des Brustkorbes bei der Ein- und Ausatmung), Atemstoß und gegebenenfalls von Atemgeräuschen geprüft. Das Tasten des Pulses und seine Beurteilung (Qualität, Frequenz, Regelmäßigkeit) sowie die Beachtung der peripheren Durchblutung liefern Informationen über den aktuellen Zustand des Kreislaufes. Durch Bestätigung oder Ausschluß äußerer Verletzungen (Prellmarken, Wunden, Blutungen) ergeben sich erste Anhaltspunkte für das Ausmaß einer zu erwartenden örtlichen Schädigung und eines Blutvolumenverlustes und damit auch einer Schock-Gefährdung (Abb. 4).

Auch der Unfallmechanismus, sofern er rekonstruierbar ist, weist auf mögliche, äußerlich nicht erkennbare Schäden hin, z. B. Organverletzungen mit Blutung, (Hals-)Wirbelsäulen- bzw. Rückenmarksverletzung.

Handelt es sich um eine akute Erkrankung, steht die Beschreibung der Schmerzsymptomatik, die Wiedergabe der zeitlichen Entwicklung des Zustandes und die im Vordergrund stehenden Beschwerden (Atemnot, Engegefühl in der Brust o. ä.) oder die Beschreibung äußerer Krankheitssymptome vornan.

Die Erfassung der aufgeführten Symptome durch die genannte schematische Notfalldiagnostik genügt, um die für die Sofortbehandlung durch den Laien notwendigen Informationen zu gewinnen. Sie enthält auch all die Informationen, die Grundlage der Notfallmeldung sind.

Repetitorium

a) Welches sind die drei primären Aufgaben des Ersthelfers bei der Versorgung von Notfallpatienten? (s. S. 19)

b) Welche vier Bereiche umfaßt die Erstdiagnostik beim Notfallpatienten? (s. S. 19)

c) Welche grundsätzliche Klassifizierung im Zustand der Vitalfunktionen wird im Rahmen der Erstversorgung zu treffen sein? (s. S. 19)

1.2
Notfallmeldung

Von ganz entscheidender Bedeutung für das Funktionieren der Rettungskette, der lückenlosen und optimalen Hilfe für den Patienten vom Notfallort bis zur definitiven Versorgung im Krankenhaus, ist die Notfallmeldung.

Führt man sich die Organisation des Rettungsdienstes in der Bundesrepublik Deutschland vor Augen, wird offensichtlich, wie wichtig eine schnelle und umfassende Information der einzelnen Glieder der Notfallhilfe ist, um sie effektiv und ökonomisch einsetzen zu können.

In den letzten Jahren wurde eine große Zahl von Telefonzellen mit Einrichtungen versehen, die eine münzfreie Verbindung mit der Polizei (110 – grün) oder der örtlichen Feuerwehrzentrale (112 – rot) herstellen. Über die gleichen Nummern ist auch von jedem anderen Telefonanschluß gegen die Ortsgebühr eine direkte Verbindung mit diesen Alarmierungsstellen zu erreichen.

Insbesondere in den Großstädten ist es sinnvoll, einen Notruf über einen medizinischen Notfall (Verkehrsunfall mit Verletzten, bewußtlose Person, ausgeprägte Atem- und/oder Herz-Kreislauf-Störung) an die Feuerwehreinsatzzentrale zu melden, da die dortigen Berufsfeuerwehren meist auch für den Bereich des Rettungsdienstes verantwortlich sind. Außerhalb der Millionenstädte liegt der Krankentransport und Rettungsdienst weitestgehend in der Hand der Hilfsorganisationen (vor allem Deutsches Rotes

Notfallmedizinische Maßnahmen

**Teil
1**

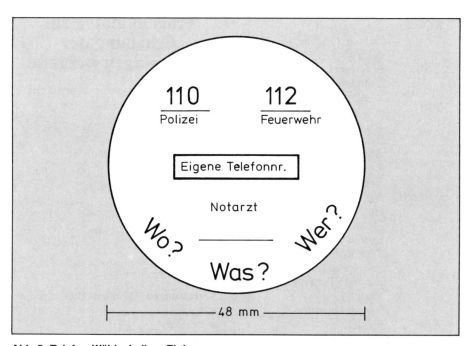

Abb. 5: Telefon-Wählscheiben-Einlage

Kreuz, daneben Arbeiter-Samariter-Bund, Malteser-Hilfsdienst, Johanniter-Unfallhilfe), die eigene, von den örtlichen Feuerwehrzentralen unabhängige Einrichtungen, sog. Rettungsleitstellen, unterhalten.

Um im Notfall die schnellstmögliche und unkomplizierteste Alarmierung zu erzielen, empfehlen wir die Umrüstung der Telefonwählscheiben privater Anschlüsse. Auf Tastengeräten kann ein analoger Hinweis aufgebracht werden. Hier sollte neben den Notrufnummern 110, 112 sowie der Nummer des jeweiligen Anschlusses in jedem Fall die Telefonnummer der zuständigen Rettungsleitstelle bzw. des Notarztdienstes verfügbar sein (Abb. 5).

Auch ein kurzes Abfrageschema im Sinne von Fragen nach Art des Notfalles,

genaue Örtlichkeit und weiteren Gegebenheiten kann unter den „Streßbedingungen" eines akuten Notfalles sehr hilfreich sein (Tab. 1).

Der Inhalt einer korrekten und inhaltlich aussagekräftigen Notfallmeldung ist der Schlüssel zur schnellen und effektiven Hilfeleistung. Der wirkungsvolle und situationsgerechte Einsatz der Rettungsmittel Krankentransportwagen, Rettungswagen, Notarztwagen und Rettungshubschrauber erfolgt abhängig von der Güte der Notfallmeldung. Diese geht, wie beschrieben, über den allgemeinen Notruf der Polizei (110), der Feuerwehr (112), über die gegenwärtig ausgebaute, später einmal generell gültige Notrufnummer Rettungsdienst (19222) oder über die örtlich gültige Nummer der Notfall-Leitung der Rettungsleitstelle bzw. auf dem Funkweg aus den Fahrzeugen der Polizei, der Feu-

Tab. 1

Meldeschema

WO	ist es passiert? Genaue Ortsangabe, Adresse.
WAS	ist passiert? Unfall, akute Erkrankung.
WIE	ausgeprägt ist die Schädigung? Bewußtseinslage? Atemfunktion? Kreislauffunktion? Verletzungen?
WELCHE	Besonderheiten liegen vor? Mehrere Personen betroffen? Technische Rettung notwendig (eingeklemmte Patienten, Brand)? Kinder betroffen?
WER	meldet? Telefonnummer.

Tab. 2

Fragenkatalog zur Erhebung der notwendigen Befunde

Bewußtseinslage (Ansprechbarkeit)
- normal
- gestört
- bewußtlos?

Atmung (Atembewegungen, Blauverfärbung)
- normal
- gestört
- Atemstillstand?

Kreislauf (Pulstätigkeit)
- normal
- gestört
- Kreislaufstillstand?

Verletzungen (Wunden, Blutungen)
- keine
- möglich
- offensichtlich?

erwehr oder des Rettungsdienstes ein (Abb. 6).

Ist bereits jetzt erkennbar, daß es sich nicht um einen Notfallpatienten in einer lebensbedrohlichen Situation handelt, kann die Meldung an den ärztlichen Bereitschaftsdienst zur weiteren Abwicklung weitergegeben werden. Handelt es sich um einen Notfallpatienten im engeren Sinne, wird darüber zu entscheiden sein, ob eine Hilfeleistung allein durch ausgebildete Rettungssanitäter (Rettungswagen) oder zusätzlich durch einen Notarzt (Notarztwagen, Rettungshubschrauber) notwendig ist. Darüber hinaus kann es notwendig sein, zusätzlich die Polizei und/oder die Feuerwehr zur Unterstützung und Ergänzung heranzuziehen. Die Vorgehensweise muß primär alleine aufgrund der einlaufenden Notfallmeldung erfolgen. Hierdurch wird deutlich, welche Anforderungen an den Informationsgehalt dieses Gliedes der Rettungskette gestellt werden müssen.

Umgekehrt muß aber auch festgestellt werden, daß niemals ein Laien-Ersthelfer darüber entscheiden kann, ob in einer konkreten Situation ein Rettungshubschrauber eingesetzt werden sollte, da derartige, einsatztaktische Entscheidungen nur vom Disponenten in der Rettungsleitstelle auf der Grundlage seiner Informationen und Kenntnisse getroffen werden können.

Voraussetzung für eine adäquate Informationsweitergabe ist die Fähigkeit zur Erhebung der notwendigen Befunde, die innerhalb kurzer Zeit erfaßt werden müssen und dennoch so umfassend sein sollen, daß sie eine ausreichende Beschreibung und Einordnung des Patientenbefindens ermöglichen (Tab. 2). Die

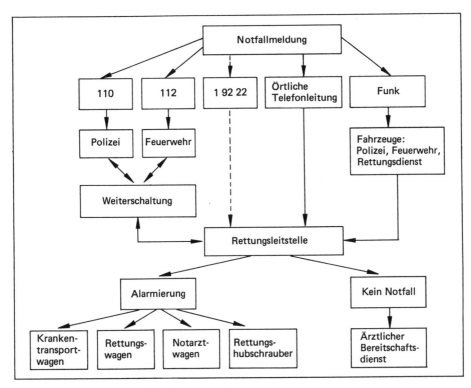

Abb. 6: Notfallmeldung – Alamierungssystem

Beantwortung der Fragen erfordert eine entsprechende Schulung, z. B. in einem Erste-Hilfe-Kurs und kontinuierliche Übung.

Letztlich entscheidend ist, daß durch geeignete Vorbereitungen (Telefonwählscheibe, Meldeschema an sichtbarer Stelle) die Voraussetzungen geschaffen werden, bei Eintritt eines Notfalles schnell und gezielt die richtige Stelle adäquat über die vorliegende Situation zu informieren und die Zeit bis zum Eintreffen der Helfer durch überbrückende Maßnahmen zu sichern.

Repetitorium

a) Welche Einrichtung ist unter der Telefonnummer 112 in Deutschland zu erreichen? (s. S. 21)

b) Wie lautet die gegenwärtige im Aufbau befindliche Notrufnummer der Rettungsleitstellen? (s. S. 22)

c) Welches sind die wesentlichen Elemente eines Notrufs (Meldeschema)? (s. S. 22)

1.3
Absicherung der Notfallstelle

Das Absichern der Unfallstelle im Straßenverkehr ist für den Verletzten und für den Ersthelfer von gleich großer Bedeutung. Beide befinden sich nach einem Unfall in einer gewissen Gefahrensituation durch den fließenden Verkehr oder andere an der Notfallstelle relevante Gefahrenquellen. Eine Absicherung verhindert weitere, für alle gefährliche Unfälle. Es muß dabei nach bestimmten Regeln vorgegangen werden. Grundsätzlich eignen sich hierzu bei Tag auf der Straße vor allem Warndreiecke. Sie müssen abhängig von der auf der betroffenen Straße zugelassenen Geschwindigkeit ausreichend weit rückwärtig von der Unfallstelle aufgestellt werden. Dabei ist davon auszugehen, daß im Stadtgebiet ein Mindestabstand von 50 Meter einzuhalten ist. Auf Landstraßen sollte das Warndreieck mindestens 100 Meter vom Unfallort entfernt plaziert werden. Auf Autobahnen und Schnellstraßen, auf denen noch höhere Geschwindigkeiten üblich sind, sollte das Warndreieck, bzw. bei Dunkelheit eine Warnblinkleuchte etwa 200 Meter vom Unfall entfernt aufgestellt werden.

Dabei ist zu beachten, daß auf zweispurigen Straßen auch in der Gegenrichtung eine entsprechende Absicherung vorzunehmen ist, da zumindest bei Überholvorgängen akute Gefährdungen eintreten können.

Handelt es sich um einen Unfall bei dem sog. gefährliche Güter (giftige, leicht entflammbare oder explosive Stoffe) beteiligt sind, kann unter Umständen erst durch die Arbeit der Feuerwehr und unter Beachtung der speziellen Gefahren eine wirkungsvolle Hilfe begonnen werden. Keinesfalls darf der Erstretter durch übereifriges, unbedachtes Vorgehen zusätzliche Gefährdungen heraufbeschwören.

Notfallmedizinische Maßnahmen

Teil 1

Repetitorium

In welchem Abstand von der Notfallstelle auf einer Landstraße sollten Warndreieck bzw. Blinkleuchte aufgestellt werden? (s. S. 25)

1.4
Rettung

Grundsätzlich ist bei allen Maßnahmen zur Erstversorgung zuvor die Absicherung der Notfallstelle zu beachten. Dies ist insbesondere bei Verkehrsunfällen auf stark befahrenen Straßen, aber auch bei Unglücken im Arbeitsbereich häufig von Bedeutung, um neben der Sicherung des Patienten vor weiteren Schädigungen bzw. Verletzungen keine zusätzlichen Gefahren für die tätig werdenden Helfer entstehen zu lassen.

In bestimmten Situationen ist es notwendig, verletzte oder vergiftete Patienten zunächst aus einer Gefahrenzone zu retten. Dies kann der Fall sein z. B. bei Autounfällen, Stromschäden oder Gasvergiftungen. In diesen Fällen muß der Ersthelfer Handgriffe beherrschen, die eine schnelle Rettung des Patienten aus dem unmittelbaren Gefahrenbereich erlauben, um anschließend unter besseren, gefahrlosen Bedingungen die lebensrettenden Sofortmaßnahmen zur Anwendung bringen zu können. Dabei ist die Beachtung des Eigenschutzes des Helfers von großer Bedeutung.

Unter gewissen Verhältnissen kann die primäre Hinzuziehung technischer Hilfs-

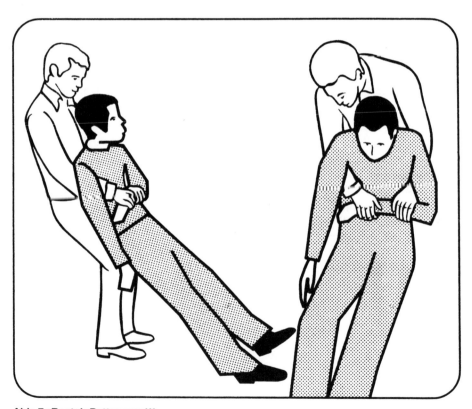

Abb. 7: Rautek-Rettungsgriff

dienste, wie der Feuerwehr, notwendig werden. Dies ist gegeben, wenn z. B. ein PKW-Fahrer nach einem Unfall in seinem Fahrzeug eingeklemmt ist und zunächst mit geeigneten (hydraulischen) Werkzeugen befreit werden muß oder wenn bei einem Brand Personen in einem Gebäude eingeschlossen sind und über Leitern herausgeholt werden müssen (Tab. 3).

Nur der Vollständigkeit halber soll der Unterschied zwischen Bergung und Rettung erklärt werden. Während das Einbringen von Leichen oder Sachwerten aus einer Gefährdungszone als Bergung

Tab. 3

Rettung

Absichern der Notfallstelle

Beachtung des Eigenschutzes

Rettung des Patienten aus dem unmittelbaren Gefahrenbereich, ggf. unter Hinzuziehung der technischen Hilfsdienste

---

bezeichnet wird, bezieht sich eine Rettung stets auf bedrohte Menschen.

Rautek-Rettungsgriff

Der Rettungsgriff kann sowohl bei sitzenden als auch bei auf dem Boden liegenden, bewegungsunfähigen bzw. bewußtlosen Patienten angewandt werden. Der Helfer greift hierzu von hinten mit beiden Armen unter den Achselhöhlen des Patienten hindurch, winkelt einen (unverletzten) Arm im Ellenbogengelenk ab, legt ihn quer in Höhe des Oberbauches auf, umfaßt ihn mit beiden Händen und zieht den Patienten, in kleinen Schritten rückwärtsgehend, aus dem Gefahrenbereich heraus.

Dabei ist bei allen Bewußtlosen, z. B. nach einem Unfall, mit einer Verletzung der Halswirbelsäule zu rechnen. Zur Verhinderung von Komplikationen muß darauf geachtet werden, daß keine extremen Bewegungen hier auftreten können. Insbesondere eine Beugung nach vorne (Kinn auf die Brust) ist unbedingt zu vermeiden (Abb. 7).

Repetitorium

Wie bezeichnet man das Verbringen eines Unfallverletzten aus einem direkten Gefahrenbereich? (s. S. 27)

Notfallmedizinische Maßnahmen

Teil 1

1.5
Lagerung

Jeder Notfallpatient wird grundsätzlich in eine Lage gebracht, die aus den bei der Basisdiagnostik:

- Beurteilung der **Bewußtseinslage,**
- der **Atemtätigkeit,**
- der **Herz-Kreislauf-Funktion** und
- ggf. vorliegender **Verletzungen** gewonnenen Befunden abzuleiten ist.

Ziel der Lagerungsmaßnahmen ist es, die durch die Basismaßnahmen der Notfallmedizin erzielbare Besserung der Situation zu unterstützen und weiteren, drohenden Komplikationen vorzubeugen.

Mit den beschränkten, am Notfallort verfügbaren Mitteln können vor allem Lagerungen

- bei Bewußtlosigkeit (stabile Seitenlage),
- zur Erleichterung der Spontanatmung bzw. zur Entlastung des Herzens (Oberkörperhochlage),
- zur Verbesserung des Blutstromes zum Herzen hin bei starken Blutungen (Schocklage) und
- die Rückenflachlage bei Atem- und Kreislaufstillstand sowie bei (Verdacht auf) Verletzungen der Wirbelsäule durchgeführt werden (Tab. 4).

Tab. 4

Lagerung in der Notfallmedizin

- Bewußtloser Patient: Stabile Seitenlage
- Patient mit Atemnot: Oberkörperhochlage
- Patient mit Volumenmangelschock: Schocklage
- Patient mit Atem- und Kreislaufstillstand: Rückenlage, flach

Oberkörperhochlage

Bei Erkrankungen der Lunge mit Atemnot, z. B. bei Asthma bronchiale, oder einer Brustkorbverletzung erfolgt die Lagerung mit erhöhtem Oberkörper, wobei eine Steilstellung von 30 bis 60° häufig die optimale Position darstellt. In dieser Lage besteht in der Lunge das günstigste Verhältnis zwischen der Belüftung der Lungenbläschen (alveoläre Ventilation) und der Durchblutung der feinsten Lungengefäße (kapilläre Perfu-

sion). Damit sind die günstigsten Voraussetzungen für den optimalen Gasaustausch (Abgabe von CO_2 und O_2-Aufnahme) in der Lunge gegeben. Darüber hinaus ist in dieser Stellung durch Tiefertreten der Baucheingeweide die Funktion des Zwerchfelles erleichtert und verbessert. Zusätzlich besteht die Möglichkeit des optimalen Einsatzes der Atemhilfsmuskulatur, um die Atemfunktion zu verbessern und den Gasaustausch weiter zu erleichtern (Abb. 7a).

Aber auch bei primär durch Störungen der Herzfunktion bedingten Zuständen von Atemnot ist diese Lagerung sinnvoll. Es kommt zu einer Entlastung des Herzens durch eine Verminderung des venösen Rückflusses und daraus folgender Verminderung einer eventuell vorliegenden Überdehnung des Herzmuskels in der Füllungsphase (Tab. 5).

Da im Sitzen die günstigste Relation zwischen Belüftung der Alveolen und pulmonal-kapillärer Durchblutung gegeben ist, wird der Patient zumeist schon von alleine eine solche Stellung einnehmen und sollte von dem Ersthelfer dabei unterstützt werden (Unterlegen von Kis-

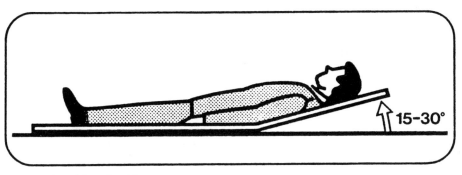

Abb. 7 a: Oberkörperhochlage

sen, Abstützen, Lagerung im Sessel o. ä.).
Bestehen beim Patienten darüber hinaus Zeichen des akuten Linksherzversagens, z. B. im Rahmen eines Herzinfarktes mit stärkster Atemnot, prall gefüllten Venen am Hals und feinblasigem, schaumigem, roséfarbenem Schleim vor dem Munde (Lungenödem), kann durch zusätzliches Tieflagern der Beine (von der Bettkante herunterhängen lassen) eine weitere Entlastung im Sinne eines „unblutigen Aderlasses" erzielt werden.

Tab. 5

Oberkörperhochlage

Ziel:
■ Erleichterung der Atmung durch Tiefertreten des Zwerchfelles
■ Günstige Verteilung von Belüftung und Durchblutung in der Lunge
■ Verbesserter Einsatz der Atemhilfsmuskulatur
■ Entlastung des Herzens durch Umverteilung von Blut in die Gefäßperipherie

Anwendung:
Patienten mit Atemnot aufgrund einer Störung der Atmung oder des Herz-Kreislauf-Systems

Flachlagerung

Unterschiedliche Notfallsituationen erfordern jeweils spezifische Lagerungsmaßnahmen. Nicht nur die Verminderung von Schmerzen, die Erleichterung der Atemtätigkeit und die Verbesserung der Kreislauffunktion sind Ziel der Lagerung, sondern auch drohende sekundäre Komplikationen können häufig durch geeignete Vorgehensweisen verhindert werden. Dazu muß, aufbauend auf das Verständnis der Pathophysiologie der einzelnen Schädigung (Verletzung oder Erkrankung) die günstigste Lagerungsart ausgewählt und durchgeführt werden.
Verletzungen der Wirbelsäule und des Beckens erfordern eine Lagerung, die einerseits die häufig bedrohte Vitalfunktion Atmung und die Herz-Kreislauf-Tätigkeit verbessert oder zumindest nicht zusätzlich behindert. Andererseits sollen keine zusätzlichen Schädigungen durch Umlagerungen und daraus resultierende Verschiebungen des Knochengerüstes provoziert werden (Tab. 6).
Patienten mit (Verdacht auf) Wirbelsäulenverletzung, und hierzu ist jeder bewußtlose Unfallpatient sowie alle diejenigen, die nach einem Ereignis über Schmerzen in dieser Region klagen, zu zählen, werden auf einer festen Unterlage flach und möglichst immobil auf dem Rücken gelagert. Droht durch eine

Tab. 6

Flachlagerung

Ziel:

- Vermeidung von Komplikationen bei Wirbelsäulen-, Mehrfach- und/oder Schwerverletzten
- Verhinderung einer Umverteilung größerer Blutmengen im Körper
- Optimale Voraussetzungen für Herz-Lungen-Wiederbelebung

Anwendung:

- Patienten mit (Verdacht auf) Wirbelsäulenschädigung
- Mehrfach-Schwerverletzte
- Patienten mit schwerwiegender allgemeiner Unterkühlung
- Patienten mit Atem- und Kreislaufstillstand

zusätzliche Bewußtlosigkeit und nachfolgenden Verlust der Schutzreflexe eine Verlegung der Atemwege, so ist in Rückenlage, durch Vorziehen des Unterkiefers, für freie Atmung zu sorgen.

Auch bei Patienten mit Atem- und Kreislaufstillstand bestehen in der flachen Rückenlage die besten Voraussetzungen zur Durchführung der Maßnahmen der Beatmung und Herzdruckmassage (Abb. 8).

Darüber hinaus ist bei allen Patienten mit allgemeiner Unterkühlung nur in flacher Rückenlage und unter Vermeidung jeglicher Umlagerungsmaßnahmen und Schaukelbewegungen zu gewährleisten, daß es nicht zu abrupten Umverteilungen von Blut im Körper kommt. Bekanntermaßen ist die Körpertemperatur nicht in allen Körperbereichen gleich, sondern es lassen sich Zonen mit höherer (konstanter) Temperatur im Körperkern (große Organe im Rumpf) von solchen Bereichen mit deutlich niedrigerer, variabler Temperatur (Extremitäten) unterscheiden. Kommt es nun zu einer Unterkühlung, wird die Temperaturdifferenz zwischen einzelnen Körperabschnitten noch größer. Wird ein solcher Patient im Rahmen der Rettung und des Transportes umgelagert und gelangt damit kälteres Blut aus der Körperschale in den relativ wärmeren Körperkern, so kann es dort durch den zusätzlichen (abrupten) Temperaturabfall zu akuten Komplikationen im Sinne von Herzrhythmusstörungen bis zum Kreislaufstillstand kommen.

Lagerung bei akuten Bauchschmerzen bzw. Bauchverletzungen

Bekanntermaßen nimmt jeder nicht bewußtlose Patient bei akuten Befindungsstörungen meist genau die Körperlage ein, die seine Beschwerden am wenig-

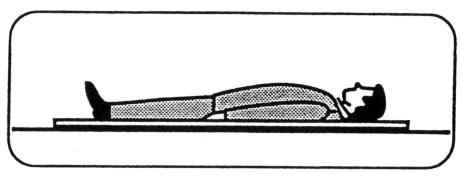

Abb. 8: Flachlagerung

sten schmerzhaft erscheinen lassen. Beobachtet man Patienten mit akuten Bauchschmerzen, z. B. nach einer (stumpfen) Bauchverletzung, bei entzündlichen Erkrankungen im Bauchraum (Gallenblasen-, Blinddarm-, Eierstock-Entzündung) oder Steinleiden (Nieren-Gallen-Kolik), liegen diese häufig zusammengekrümmt auf der Seite. In dieser Position ist das in das Krankheitsgeschehen einbezogene, schmerzempfindliche Bauchfell entspannt und bereitet die geringsten Beschwerden.

Zum Transport bzw. zur Durchführung weiterer Hilfsmaßnahmen ist es aber meist notwendig, den Patienten in eine Rückenlage zu bringen. Durch eine mäßige Oberkörperhochlage und gleichzeitige Unterpolsterung der Knie können die durch Dehnung und Reizung des Bauchfelles bedingten dumpfen Schmerzen verringert werden. Die Entspannung der Bauchmuskulatur und die Entlastung sind die einzigen Maßnahmen, die der Ersthelfer bei derartigen, häufig mit Episoden stärkster Schmerzen einhergehenden Erkrankungen anwenden kann (Abb. 9).

Treten Bauchschmerzen nach einem Trauma (Sturz, Aufprall o. ä.) auf, so ist stets auf eine genaue Überwachung der Kreislauffunktion Wert zu legen, weil nur so eine eventuell sich entwickelnde Schocksymptomatik durch Blutung in den Bauchraum erkannt und die notwendigen Maßnahmen (Schocklagerung, Arztalarmierung) zeitgerecht eingeleitet werden können. Der immer wieder zitierte „harte Bauch" ist ein Spätzeichen und wird vom Ersthelfer nicht beobachtet werden können.

Schocklage

Patienten mit größerem Blutverlust nach außen oder in eine Körperhöhle hinein (Brustraum, Bauchraum oder ins Nierenlager) sind als akut schockgefährdet zu betrachten. Typische Zeichen des Schockes sind Störungen des Bewußtseins bis hin zur Bewußtlosigkeit; schneller, kaum fühlbarer – fliegender – Puls; Kühle und Blässe des Gesichtes und der Extremitäten durch herabgesetzte Durchblutung. Auch der verminderte Blutdruck weist auf die herabgesetzte Durchblutung der Organe hin (Tab. 7).

Durch eine 10 bis 15°-Kopftieflagerung, z. B. auf einer Trage, wird der Rückfluß venösen Blutes aus den Beinen verstärkt und das zentral vorhandene Blutvolumen um rund 500 bis 800 ml vergrößert (Abb. 10).

Durch vorübergehendes, zusätzliches Anheben der Beine (sog. Taschenmesserposition) kann zwar eine aktuelle Autotransfusion erzielt werden. Dabei bleibt zu beachten, daß durch das Höhertreten des Zwerchfelles in dieser

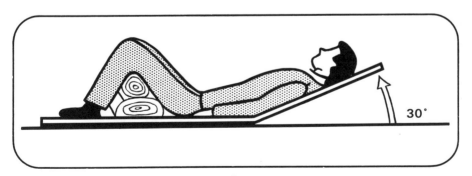

Abb. 9: Lagerung bei akuten Bauchschmerzen bzw. Bauchverletzungen

Tab. 7

Schocksymptome

Bewußtseinsstörungen
Pulsveränderungen
Hautfarbe abgeblaßt
Hauttemperatur herabgesetzt
Hautdurchblutung vermindert
Füllungszustand der Venen verändert
Blutdruckabfall

Lage eine gleichzeitig bestehende Atemstörung zusätzlich verstärkt werden kann, was die Maßnahme in ihrer Effektivität und in der Dauer der Durchführung begrenzt. Bei größeren Verletzungen im Becken- oder Oberschenkelbereich sollte diese Maßnahme prinzipiell nicht angewendet werden, um nicht durch Provokation von Schmerzen und Verschiebung von eventuell gebrochenen Knochenabschnitten zusätzliche Schäden zu erzeugen.

Bei Vorliegen eines Schockzustandes und einer Bewußtlosigkeit kann als Erste-Hilfe-Maßnahme die Schocklage mit der stabilen Seitenlage kombiniert werden, was insbesondere nach Lagerung des Patienten auf einer Trage möglich ist.

Insgesamt sollte gerade bei schockierten Patienten durch ein Einhüllen in wär-mende Decken ein weiterer Wärmeverlust verhindert und dadurch ausgelösten Komplikationen (Kreislaufumverteilung) vorgebeugt werden. Die Auskühlung eines ungeschützt auf dem Boden liegenden Notfallpatienten stellt neben der Ursache der akuten Notfallsituation eine stets zu beachtende zusätzliche Bedrohung der Funktion des Organismus dar. Deshalb sollte stets versucht werden, den Patienten nicht nur zuzudecken, sondern ihm zur Wärmeerhaltung auch eine Unterlage unter den Körper zu schieben.

Insbesondere bei Verletzten (Blut auf der Körperoberfläche) oder bei widrigen äußeren Bedingungen (Wind, Regen) kommt es durch die Verdunstungskälte innerhalb kürzester Zeit zu erheblichen Wärmeverlusten, die z. B. durch Kältezittern ausgeglichen werden. Es ist dies zwar die einzige Möglichkeit des Körpers, aktiv Wärme zu produzieren, aber eine äußerst unökonomische Form der Wärmegewinnung. Durch den hohen Sauerstoffbedarf und die relativ geringe Wärmeausbeute gelangt nämlich der ohnehin in einem latenten oder bereits manifesten Sauerstoffmangel befindliche Notfallpatient in eine zunehmende, schließlich irreversible Schocksituation, die durch adäquates Vorgehen des Ersthelfers (Abtrocknen, Blutstillung, Verband, Zudecken) zumindest einzudämmen gewesen wäre.

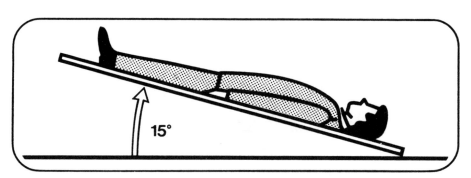

Abb. 10: Schocklage

Stabile Seitenlage

Jeder bewußtseinsgetrübte oder bewußt-lose Patient mit erhaltener Atem- und Kreislauffunktion muß wegen der Gefahr der Aspiration (Eindringen von Erbrochenem, Schleim, Blut, Fremdkörpern usw. in die Atemwege) in eine Seitenlage gebracht werden (Tab. 8).

Tab. 8

Stabile Seitenlage

Ziel:
■ Freihalten der Atemwege
■ Schutz vor Eindringen von Fremd-körpern in die Atemwege

Anwendung:
Bewußtloser Patient mit erhaltener Spontanatmung und ausreichender Kreislauffunktion

Nach Inspektion des Mund-Rachen-Raumes und Entfernung eventuell vorhandener Fremdkörper, z. B. Zahnprothesen, wird der Patient vorsichtig auf die Seite gedreht. Hierzu hebt der Helfer das Gesäß des Patienten seitlich an und schiebt die Hand darunter, „als ob der Patient zum Portemonnaie greifen wollte". Anschließend wird auf der gleichen Körperseite das Bein angewinkelt, wobei die Ferse ganz in der Nähe des Gesäßes plaziert wird. Nun zieht der Helfer mit einer Hand am Schultergür-tel, die andere Hand am Becken, den Patienten vorsichtig zu sich herüber, wobei besonders darauf zu achten ist, daß dieser nicht mit dem Gesicht auf den Boden aufschlägt und sich so (zusätzliche) Verletzungen zuzieht. Entscheidend ist, daß der Kopf des Bewußtlosen anschließend im Nacken überstreckt wird, um auf diese Weise freie Atemwege sicherzustellen und eine unbehinderte Atmung zu ermöglichen. Der Kopf wird außerdem leicht bodenwärts gedreht, so daß der Mund den tiefsten Punkt bildet. Es ist darauf zu achten, daß eventuell im Mund Enthaltenes unbehindert abfließen kann, um so die Atemwege freizuhalten und einer Aspiration vorzubeugen. Hierzu wird unterstützend eine Hand unter den Kopf gelegt (Abb. 11).

Auch dann, wenn z. B. bei einem größeren Unfall mehrere Patienten gleichzeitig zu versorgen sind, kann es notwendig werden, diejenigen mit geringem Verletzungsausmaß und erhaltenen Vitalfunktionen in stabile Seitenlage zu bringen und mit einer Decke versehen vor Auskühlung zu schützen.

Ist der Patient bewußtlos, atmet aber ausreichend, erkennbar an den rosigen Lippen, sichert die stabile Seitenlage freie Atemwege und bietet einen ausreichenden Schutz vor dem Eindringen z. B. von Erbrochenem in Luftröhre und Bronchien. Neben einer akuten Verlegung der Atemwege durch Fremdkörper ist der Patient auch von einer schwerwiegenden, entzündlichen Reaktion der Bronchien und der Lunge durch eine chemisch ausgelöste Bronchitis oder Lungenentzündung geschützt die sich nach Eindringen von sauren Mageninhalt ausbilden kann.

Festzustellen bleibt die Tatsache, daß jedes Jahr eine große Zahl von bewußtlosen Notfallpatienten nach einem Unfall (z. B. Motorradfahrer) oder im Rahmen einer Vergiftung (z. B. Hypnotika) nur deshalb (tödliche) Komplikationen erleiden, weil trotz der Anwesenheit von Helfern am Notfallort diese einfache lebensrettende Sofortmaßnahme nicht durchgeführt wurde. Die Patienten erleiden dadurch letztlich vermeidbare, nicht primär unfall- oder erkrankungsbedingte Störungen der Vitalfunktion Atmung und kommen durch Sauerstoffmangel und Erstickung zu Tode.

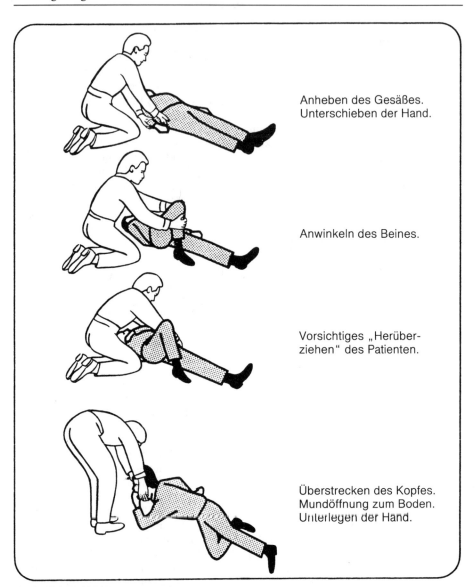

Anheben des Gesäßes.
Unterschieben der Hand.

Anwinkeln des Beines.

Vorsichtiges „Herüber-
ziehen" des Patienten.

Überstrecken des Kopfes.
Mundöffnung zum Boden.
Unterlegen der Hand.

Abb. 11: Stabile Seitenlage

Seitenlage im Kindesalter

Auch jedes bewußtlose Kind mit erhaltener Atmung (keine Blauverfärbung der Lippen, Ohrläppchen, Finger und Fußspitzen, feststellbarer Atemstoß und sichtbare Atembewegungen) und Herz-Kreislauf-Tätigkeit (tastbarer Puls an der Oberarmschlagader oder in der Leiste) muß wegen der Gefahr der Atemwegsverlegung (Zunge, Fremdkörper, Schleim) in eine Seitenlage gebracht werden.

Häufige Ursachen akuter Atemwegsverlegung im Kindesalter, erkennbar an pfeifenden oder schnarchenden Atemgeräuschen, sind, verglichen mit Erwachsenen, die relativ große Zunge sowie Fremdkörper (Spielzeug). Durch vorsichtiges Vorziehen des Unterkiefers und mäßiges Überstrecken des Kopfes können diese angegangen werden (Tab. 9).

Tab. 9

Seitenlage im Kindesalter

Ziel:
- Freihalten der Atemwege
- Schutz vor Aspiration

Anwendung:
Stark bewußtseinsgetrübtes oder bewußtloses Kind mit erhaltener Atmung

Zusätzlich:
Bei Zeichen eines Volumenmangels Kombination mit Kopftief-(Schock-)-Lage

---

In einer Seitenlage kann für ein Freibleiben der Atemwege gesorgt werden. Abweichend vom Vorgehen im Erwachsenenalter wird hierzu das initial flach auf dem Rücken liegende Kind auf die Seite gedreht, ohne daß der unten liegende Arm „nach hinten durchgezogen wird", sondern er bleibt, zur Vermeidung einer Schädigung des Schultergelenks auf der „Bauchseite". Zur Abstützung sollte in den Rücken ein Kissen o. ä. gelegt werden, um ein Umfallen nach hinten zu verhindern. Entscheidend ist, daß der Kopf überstreckt ist und außerdem leicht zur Unterlage gedreht wird, so daß der Mund den tiefsten Punkt der Atemwege bildet. Hierdurch kann Schleim, Erbrochenes o. ä. nach außen abfließen (Abb. 12).

Bestehen neben einer Bewußtlosigkeit zusätzlich Blutverluste nach außen (Knochenbruch, Weichteilverletzung) oder innen (Organverletzung) oder andere Flüssigkeitsdefizite (ausgeprägtes Erbrechen und/oder Durchfälle), kann durch eine Kopftieflage (etwa 15°) auf einer schiefen Ebene eine zusätzliche Unterstützung des Kreislaufes erreicht werden.

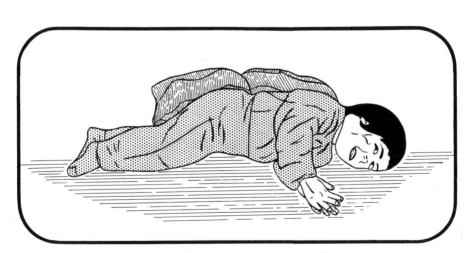

Abb. 12: Seitenlage im Kindesalter

Umlagerung von Notfallpatienten

Nach Eintritt eines Notfalles im Sinne einer Verletzung oder einer akuten Erkrankung kann es in bestimmten Situationen notwendig sein, den Patienten zunächst aus einem Gefahrenbereich zu retten. Dies kann z. B. nach einem Verkehrsunfall, bei Stromschäden oder Gasvergiftungen der Fall sein.

Anschließend wird der Patient in eine Lage gebracht, die sich aus den bei der Basisdiagnostik (Beurteilung von Bewußtseinslage, Atemtätigkeit, Herz-Kreislauf-Funktion und dem Verletzungsmuster) ergibt. Mit den am Notfallort gegebenen Möglichkeiten und den beschränkten verfügbaren Mitteln ist das insbesondere:

- Seitenlage beim bewußtlosen Patienten mit erhaltener Atem- und Herztätigkeit
- Oberkörperhochlage beim Patienten mit Atemnot bzw. mit Verletzung im Schädel-Hirn-Bereich
- Schocklage beim Patienten mit Blutverlust nach innen oder außen
- Rückenlage beim Patienten mit Atem- und Kreislaufstillstand.

Dabei ist vorrangig darauf zu achten, daß nicht durch ungestümes, hektisches Vorgehen eine zusätzliche Schädigung des Patienten, z. B. bei geschlossenen Knochenbrüchen oder Verrenkungen, eintreten kann.

Typisches Beispiel für eine solche Situation ist der nach einem Unfall (z. B. Auffahrunfall mit PKW, Sturz aus größerer Höhe) bewußtlos aufgefundene Patient. Ist es im Rahmen eines Unfalles zu einer Verletzung der Wirbelsäule, insbesondere der Halswirbelsäule, gekommen, kann bei unsachgemäßem Vorgehen aus einer Instabilität eine akute Querschnittssymptomatik resultieren. Diese zu Recht gefürchtete Komplikation ist zwar insgesamt (glücklicherweise) relativ selten, ist aber in der ganz großer Mehrzahl der Situationen vermeidbar und sollte durch vorsichtiges und umsichtiges Vorgehen verhindert werden.

Kann ein Patient aufgrund der äußeren Umstände nicht an dem unmittelbaren Notfallort versorgt und betreut werden oder soll er z. B. zum Transport auf eine Krankentrage gebracht werden, wird eine Umlagerung notwendig. Ist der Patient bei vollem Bewußtsein, wird man dies unter seiner Mithilfe und seiner „Kontrolle" durchführen.

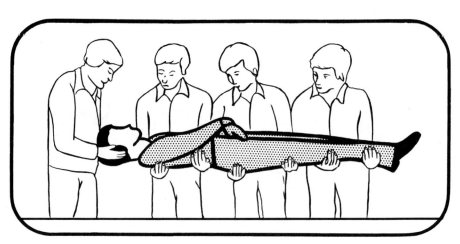

Abb. 13: Umlagerung eines Bewußtlosen

Handelt es sich jedoch um einen Bewußtlosen, muß insbesondere nach einem Unfall so lange vom Vorliegen einer Halswirbelschädigung ausgegangen werden, bis das Gegenteil bewiesen ist. Muß ein solcher Patient umgelagert werden, erfolgt dies am günstigsten unter Mithilfe von vier Personen. Drei Helfer knien auf der gleichen Seite neben dem Patienten, der vierte befindet sich am Kopf des Patienten und hält diesen mit beiden Händen während des gesamten Lagerungsvorganges unter kontinuierlichem, mäßigem Längszug und achtet dabei darauf, daß keinerlei Scherkräfte oder Verschiebungen im Nackenbereich auftreten. Der erste der seitlich knienden Helfer unterfaßt Schulter und Rücken, der zweite Hüfte und Oberschenkel des Patienten. Sind die Beine unverletzt, unterfaßt der dritte Helfer ebenfalls von der Seite die Unterschenkel und Füße des Betroffenen. Liegt eine Schädigung der Beine (Ober- bzw Unterschenkel) vor, erfaßt der letzte Helfer Unterschenkel und Knöchel des verletzten Beines von fußwärts her und hält in der Folge das Bein analog dem Vorgehen im Kopfbereich unter kontinuierlichem Zug. Auf Kommando des am Kopf befindlichen Helfers wird der Patient dann gleichzeitig und schonend angehoben und umgelagert (Abb. 13).

Stehen nicht die für das optimale Umlagern erforderlichen vier Helfer zur Verfügung, muß versucht werden, durch behutsames und improvisierendes Vorgehen die Situation zu bewältigen. Entscheidend ist dabei, daß Komplikationen in bereits verletzten Körperregionen (Halswirbelsäule, Knochenbrüche) durch kontinuierlichen dosierten Längszug verhindert werden.

Repetitorium

a) Welche Notfallpatienten wird man primär in eine Oberkörperhochlage bringen? (s. S. 29)

b) Wozu dient die Schocklage? (s. S. 29)

c) Welche Lagerung ist bei einem Bewußtlosen mit erhaltener Spontanatmung und tastbarem Puls durchzuführen? (s. S. 33)

1.6
Ruhigstellung von Frakturen

Nach Sicherstellung der Vitalfunktionen wird der Verletzte in eine Lage gebracht, die einerseits die Atmung erleichtert und andererseits die bestmögliche Zirkulation gewährleistet. Maßnahmen zur lokalen Blutstillung ergänzen diese Behandlungsschritte. Hat sich der Patient geschlossene oder offene Frakturen zugezogen, gilt es, durch geeignete Maßnahmen das Verletzungsausmaß (Weichteilschäden) zu begrenzen und Sekundärschäden (Gefäß-, Nervenverletzungen) vorzubeugen. Unabhängig von der Wundausdehnung und -lokalisation bzw. dem Grad der Verschmutzung hat schnellstmöglich eine sterile Abdeckung zu erfolgen, ohne daß der Ersthelfer eine Wundtoilette durchführen sollte.

Die sachgemäße Lagerung eines Verunfallten richtet sich nach den primär erkennbaren bzw. zu vermutenden Schädigungsmustern. Die Bekämpfung des Schmerzes ist ein wichtiges Ziel dieser Maßnahmen, da Schmerzen neben der

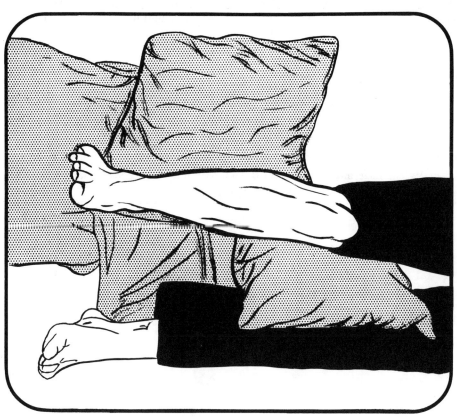

Abb. 14: Provisorische Kissenlagerung zur Ruhigstellung eines verletzten Beines

subjektiven Belastung des Patienten durch eine Verstärkung des Sympathikotonus eine Schocksymptomatik provozieren und unterhalten können.
Behelfsmäßige Ruhigstellungsmaßnahmen sind:

■ provisorische Kissenlagerungen (Abb. 14)
■ eine Fixierung am Rumpf (z. B. Ober-, Unterarmbrüche mit Dreiecktüchern am Oberkörper ruhigstellen)
■ eine Fixierung mit Hilfe des unverletzten Beines (z. B. Ober-, Unterschenkelbrüche am gestreckten Bein fixieren).

Darüber hinaus kann schon am Notfallort, durch den ausgebildeten und behutsam vorgehenden Laien und in ständiger Absprache mit dem Patienten durch kontinuierlichen Längszug an der betroffenen Extremität eine „Reposition" durch Beseitigung grober Fehlstellungen zur Schmerzminderung erzielt werden. Schmerzreduktion und Druckentlastung haben in jedem Fall Vorrang vor der Gefahr, auf der Haut oder bereits in der Wunde befindliche, ohnehin meist harmlose Schmutzpartikel und Bakterien in die Tiefe zu verschleppen. Die Forderung nach einer „Grobreposition" gilt also nicht nur für geschlossene Frakturen, sondern auch für offene Knochenbrüche, damit möglichst keine lokalen Durchblutungsstörungen (durch abgedrückte, abgeknickte Blutgefäße) und Druckschäden (durch Einwirkung von Knochenfragmenten auf umgebende Weichteile) entstehen können.
Eine Ausnahme bildet die Situation, wenn sich beim Längszug eine massive, kontinuierliche Schmerzzunahme oder eine „federnde Fehlstellung" einstellt. Hier sollte zumindest der Laie von weiteren „korrigierenden" Maßnahmen Abstand nehmen.
Gerade die Erstversorgung von Patienten mit Frakturen ist ein typisches Beispiel für die Ansatzpunkte und Fehlermöglichkeiten bei der Erstbehandlung von Notfallpatienten durch Augenzeugen. Während bei besonnener und systematischer Vorgehensweise (wie es der gesunde Menschenverstand vorschreibt) praktisch keine Schädigungen durch die Hilfsmaßnahmen zu befürchten sind, kann der dynamische Helfer mit bruchstückhaftem Wissen durchaus gravierende Fehler mit weitreichenden Folgen machen.

Repetitorium

Wozu dient der (dosierte) Längszug an einer gebrochenen Extremität? (s. S. 39)

Notfallmedizinische Maßnahmen

Teil 1

1.7
Wundabdeckung – Blutstillung

Verletzungen der Haut, Weichteilschädigungen und offene Frakturen führen, abhängig vom Ausmaß und der Lokalisation, zu mehr oder weniger starken Blutungen. Auch wenn die Stärke einer Blutung nach außen insbesondere von Laien häufig eher überschätzt wird, stellt jeder Volumenverlust ohne entsprechend geeignete Gegenmaßnahmen eine mögliche Bedrohung des Kreislaufes dar (Schockgefahr). Dadurch haben alle Vorgehensweisen zur Blutstillung sowohl prophylaktischen als auch therapeutischen Charakter (Tab. 10).

Hierzu muß der Ersthelfer nach einem Unfall möglichst schnell alle blutenden Verletzungen des Patienten im Rahmen der Erstdiagnostik erfassen und dann zielgerichtet geeignete Blutstillungs- und Lagerungsmaßnahmen einleiten.

Grundsätzlich ist es sinnvoll, jede blutende Wunde hochzulagern, um auf diese Weise eine Herabsetzung des lokalen Blutdruckes und damit eine Verminderung der Blutung zu erreichen.

Wundschnellverband

Die einfachste Maßnahme zur Abdeckung einer Wunde ist ein sogenannter Schnellverband („Hansaplast"). Er schützt bei kleinen Wunden, die kaum bluten (Schürfwunden), an Armen, Beinen und im Kopfbereich vor Infektionen und bewirkt eine gewisse Blutstillung durch Erleichterung der Bildung eines Wundschorfes. Wundschnellverbände lassen sich durch geeignetes Vorgehen (Einschneiden des klebenden Anteils) auch an Fingerspitzen und in Gelenkbereichen an die unterschiedlichen Körperformen anpassen. Alternativ kann eine

Tab. 10

Wundabdeckung – Blutstillung

Ziel:
■ Schnellst- und bestmögliche Beendigung des Blutverlustes
■ Verhinderung von Komplikationen (Schock, Infektion)

Durchführung:
Steriles Material (Kompressen), Binden, Verbandspäckchen

Kompresse angewickelt werden (Abb. 15).

Druckverband

Auch bei stärker blutenden Wunden ist durch initiales Abdecken der Wunde mit Mullkompressen und durch anschließende Ausübung eines gewissen lokalen

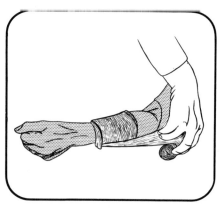

Abb. 15: Primärer Wundverband mit angewickelter Mullkompresse

Druckes eine Erstversorgung meist ausreichend durchführbar.

Falls dies, z. B. bei einer Beteiligung größerer Blutgefäße, insbesondere bei Verletzung arterieller Gefäße, nicht gelingt, muß ein sogenannter Druckverband angelegt werden. Hierbei wird ein Druckpolster, z. B. ein Verbandspäckchen, oder mehrere gemeinsam zusammengerollte Kompressen, auf den primären Wundverband aufgelegt und anschließend mit Mullbinden fest angewickelt (Abb. 16).

Ist auch hierdurch noch keine (ausreichende) Blutstillung erreicht, kann ein weiterer und ggf. noch ein weiterer Druckverband nach dem gleichen Prinzip über den bereits liegenden Verbänden angelegt werden.

Mit Hilfe dieser Verbände gelingt es bei sachgerechter Durchführung in der Regel auch stärkste venöse (z. B. aus Krampfadern entspringende) und spritzende arterielle Blutungen zu beherrschen.

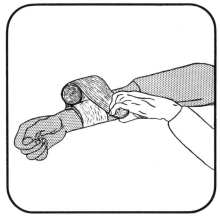

Abb. 16: Wundverband mit Druckpolster (Druckverband)

Abdrücken der zuführenden Arterie

Kommt es nach einer Verletzung zu einer stärkeren Blutung und sind nicht unmittelbar die Hilfsmittel zum Anlegen eines (Druck-)Verbandes verfügbar, besteht die Aufgabe des Ersthelfers vorrangig darin, den Blutverlust zu vermindern oder besser noch zu stoppen. Neben der Hochlagerung kann bei Verletzung von Extremitäten durch vorübergehende Kompression der zuführenden Arterie versucht werden, die Blutung zum Stehen zu bringen.

Am leichtesten ist dies noch im Bereich der Arme durch Abdrücken der auf der Oberarm-Innenseite, direkt über dem Knochen verlaufenden Armschlagader möglich (Abb. 17).

Schwieriger, weil einen erheblich höheren Kompressionsdruck erfordernd, wenn auch grundsätzlich möglich, kann

ein Abdrücken auch an der Beinschlagader in der Leiste durchgeführt werden. Hierbei wird mit zwei übereinandergelegten Daumen auf der Beugeseite des Hüftgelenkes die Arterie abgedrückt (Abb. 18).

Ist es am Kopf oder am Rumpf zu einer starken Blutung gekommen, ist ein solches Abdrücken entweder nicht möglich (zuführende Arterien sind nicht erreichbar), oder ist aus anderen Gründen (z. B. am Hals und Kopf) wegen des Risikos, andere, wichtige Versorgungsgebiete von der Durchblutung auszuschalten, zumindest für den Laien nicht zu empfehlen. In solchen Situationen muß versucht werden, durch direkte Kompression im Wundbereich (Druckverband) eine Blutstillung zu erzielen.

Abbindung

In absoluten Ausnahmefällen, z. B. nach einer Amputationsverletzung am Oberschenkel oder Oberarm, wenn durch die genannten Maßnahmen: Abdrücken der zuführenden Arterie, direkter Druck auf die Wunde und fachgerecht angelegte Druckverbände keine Blutstillung erreicht werden konnte, kann als letzte

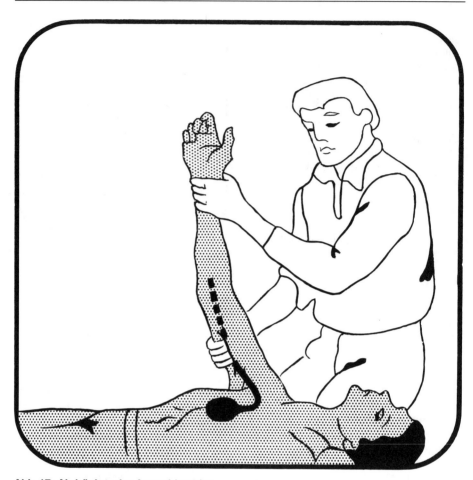

Abb. 17: Abdrücken der Armschlagader

Möglichkeit der Behandlung eine Abbindung versucht werden.

Dazu wird versucht, oberhalb der Verletzung, mit Hilfe einer breiten Binde (z. B. Dreieckstuch) oder behelfsweise z. B. mit einer Krawatte, die Blutzufuhr zur Wunde zu unterbinden. Niemals darf dabei ein schmales, einschneidendes, das Gewebe schädigendes Hilfsmittel (z. B. Draht oder ähnliches) benutzt werden, um nicht zusätzliche Schädigungen von Nerven, Gefäßen, Muskulatur, Bindegewebe oder Haut zu provozieren.

Festzuhalten bleibt, daß in der Praxis von Laien angelegte Abbindungen meist falsch angelegt werden und einen paradoxen Effekt haben. Dies ist dadurch begründet, daß zur Blockade der arteriellen Zufuhr ein sehr hoher Druck notwendig ist, während zur Blockierung des venösen Flusses viel niedrigere Kräfte ausreichen. Häufig stehen aber nur mäßig geeignete Hilfsmittel zur Verfügung, die eine suffiziente Abbindung kaum ermöglichen. So kommt es, bei völlig blokkiertem venösen Abfluß zum Körperstamm hin, und gedrosselter, aber nicht aufgehobener arterieller Zufuhr zur Blutungsverstärkung statt zur erwünschten Blutstillung. In derartigen Situationen

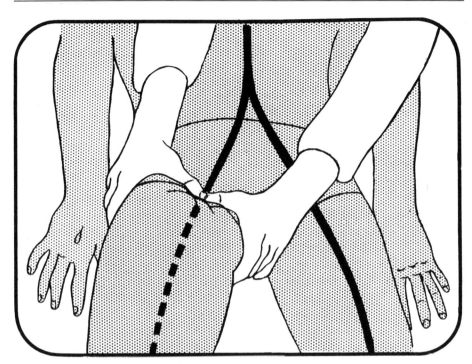

Abb. 18: Abdrücken der Beinschlagader

besteht die Erstmaßnahme von Rettungssanitätern und Notarzt, zum Entsetzen der Ersthelfer, in der sofortigen Entfernung der – gutgemeinten Binde. Charakteristischerweise kommt dadurch

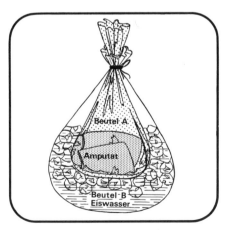

Abb. 19: Konservieren von Amputaten

sehr häufig die Blutung sofort zum stehen.

Zur Durchführung der Abbindung sollte der Patient stets liegen, gegebenenfalls in Schocklage gebracht werden, die verletzte Extremität sollte hochgelagert, und die zuführende Schlagader abgedrückt werden.

In jedem Fall sollte stets die Uhrzeit bei Anlage der Abbindung registriert werden, da eine solche Maßnahme möglichst nicht länger als zwei Stunden durchgeführt werden sollte, da bei längerer Unterbrechung der Blutzufuhr Gewebeschäden zu befürchten sind.

Amputationsverletzungen

Ist es bei einem Unfall zur Abtrennung von Körperteilen gekommen (Nasen-, Ohr-, Finger-, Zehen-, Hand-, Fuß-, Arm-, Bein-Amputation), sollten die

Amputate in jedem Fall dem Patienten ins Krankenhaus mitgegeben werden. Hierzu sollten sie, ungeachtet ihres Zustandes (Verschmutzung usw.), in sterile, trockene Kompressen eingehüllt und in einen wasserdichten Plastikbeutel gegeben werden (Beutel A). Idealerweise wird dieser Beutel dann in einen zweiten, eiswassergefüllten Behälter gesteckt (Beutel B). Hierdurch wird das Amputat in einem Zustand gehalten, der gegebenenfalls eine spätere Replantation ermöglicht (Abb. 19).

Repetitorium

a) Welches ist die vorrangige Maßnahme zur Minderung des Blutverlustes bei einer offenen Verletzung? (s. S. 40)

b) Durch welche allgemein empfohlene Maßnahme kann der arterielle Zufluß bei einer stark blutenden Extremitätenverletzung vorübergehend gestoppt werden? (s. S. 41)

c) Wie wird ein Amputat idealerweise aufbewahrt? (s. S. 43)

1.8
Maßnahmen bei Verbrennungen – Verbrühungen

Zur Abschätzung der Ausdehnung und Schwere einer Verbrennung dienen verschiedene Einteilungen. Sie sollen auf der Grundlage einfacher Parameter die vitale Gefährdung eines Geschädigten (durch den Arzt) erkennen lassen.

Die Fläche wird bei Erwachsenen anhand der Neunerregel geschätzt. Die Gesamtkörperoberfläche wird hierzu in elf Abschnitte von jeweils 9% aufgeteilt. Kopf, Arm, Brustkorb, Bauch, Rücken, Gesäß, Ober- und Unterschenkel umfassen dabei jeweils 9% der Gesamtkörperoberfläche (Abb. 20).

Eine Arztvorstellung ist sicher bei jeder Verbrennung/Verbrühung von über 3 bis 4% der Körperoberfläche (z. B. ein Unterarm, ein Fuß) angezeigt. Eine vitale Gefährdung mit Schockgefahr (Notarzt alarmieren) besteht spätestens bei einer Ausdehnung von 12 bis 15%. Naturgemäß gelten bei Unfällen im Arbeitsbereich zusätzlich die hier geltenden Vorschriften zur Behandlung (D-Arzt).

Der Vollständigkeit halber sei auch die zweite Kategorisierung genannt. Sie soll den Schweregrad hinsichtlich der Schädigungstiefe und -intensität erfassen. Dabei wird unterschieden zwischen Schädigungen

■ ersten Grades – nur die oberen Hautschichten betreffend

■ zweiten Grades – auch tiefere Hautschichten erfassend

■ dritten Grades – zusätzlich zum Organ Haut sind auch andere Strukturen wie Nervenbahnen, Gefäße oder Muskulatur betroffen (Tab. 11).

Die Unterscheidung ist aber in der Primärphase der ersten 6 – 8 – 24 h selbst für den Fachmann oft schwierig und spielt für die Therapie durch Laien, Rettungssanitäter und Ärzte zunächst keine Rolle.

Die Behandlung einer Verbrennung durch den Ersthelfer besteht in der schnellstmöglichen Kaltwasseranwendung, wobei eine Abkühlung des Gesamtorganismus (Unterkühlung von Kindern durch intensive Spülung des Rumpfes o. ä.) natürlich vermieden werden soll. Üblicherweise wird hierzu frisches Leitungswasser verwendet. Anschließend wird der betroffene Bereich keim-

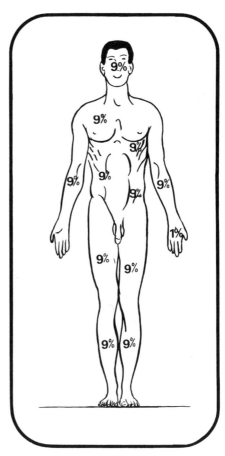

Abb. 20: Neuner-Regel

Tab. 11

Verbrennungen – Verbrühungen

Erstgradige Verbrennung/ Verbrühung
- Rötung
- Schwellung, Schmerz
- Haut intakt

Zweitgradige Verbrennung/ Verbrühung
- Zusätzlich: Blasenbildung

Drittgradige Verbrennung/ Verbrühung
- Blässe
- „Lederartige Beschaffenheit"
- Empfindungs-Schmerzlosigkeit

---

frei abgedeckt, wobei idealerweise Brandwundentücher oder (besser) aluminiumbedampfte Folien (Metaline®) eingesetzt werden können.

Streng zu vermeiden sind alle Arten von kühlenden Cremes, Gels, Lotionen oder Brandsalben bzw. Desinfizientien, die nicht nur die Diagnostik und weitere Behandlung erschweren, sondern bei der Anwendung erhebliche Schmerzen verursachen und eine Verunreinigung mit Schmutz und Krankheitserregern und damit eine zusätzliche Schädigung bewirken können.

Handelt es sich nur um periphere und kleinflächige Schädigungen wird alleine durch die Maßnahmen:
- sofortige Kaltwasser-Anwendung bis zum deutlichen Nachlassen der Schmerzen (ca. 15 min.)
- keimfreie, nicht verklebende Abdeckung
- Arztvorstellung

eine ausreichende Behandlung erfolgen.

Handelt es sich aber um ausgedehntere Schädigungen oder thermische Verletzungen bei Kindern oder im Gesicht, sind zusätzliche Aspekte zu beachten.

Wie bei allen akuten Erkrankungen und Verletzungen basiert die Erstbehandlung auf einer kurzen Basisdiagnostik und darauf aufbauend der Durchführung einfacher Sofortmaßnahmen. Ganz im Vordergrund steht dabei zunächst die Erfassung einer vitalen Bedrohung durch Störungen der Atmung und des Kreislaufes. Freie Atemwege, eine ungehinderte Ein- und Ausatmung und ausreichende Durchblutung der Organe sind unbedingte Voraussetzungen für das weitere Vorgehen, bei dem die lokale Behandlung der Verbrennung dann in den Vordergrund rückt.

Da die Mehrzahl der Patienten nach Verbrennungen letztlich im weiteren Verlauf vor allem durch infektiöse Komplikationen bedroht sind, muß schon von Beginn an versucht werden, durch sachgerechtes Vorgehen eine zusätzliche Verschmutzung der Wunde und Einbringen von Mikroorganismen zu verhindern. Die Lagerung des Patienten z. B. auf einem frischen (gebügelten = keimarmen) Bettuch und das Abdecken der offenen Wundflächen mit geeigneten Tüchern oder Verbandsmitteln sind Maßnahmen, die wichtige Bestandteile der Ersten Hilfe am Notfallort sein können.

Schädigung der Atemwege

Eine besondere Situation besteht nach einem Verbrennungsunfall immer dann, wenn es zu einer thermischen Schädigung der oberen Atemwege durch Inhalation heißer Luft oder Dämpfe gekommen ist. Dies ist vor allem deshalb von großer praktischer Bedeutung, weil bei diesen Patienten ohne wesentliche erkennbare Vorzeichen innerhalb kurzer Zeit eine massive Schleimhautschwellung im Rachen- und Kehlkopfbereich schwerste Atemnot mit Verlegung der Atemwege verursachen kann. Um diese Gefährdung zu erkennen, genügt es im allgemeinen, den Unfallhergang (Brand in einem Gebäude, Explosion o. ä.) einigermaßen zu rekonstruieren und hiervon die Wahrscheinlichkeit einer Inhalationsverletzung abzuleiten. Angaben des Patienten, wie Hustenreiz, Brennen im Rachen (und in den Augen), Heiserkeit, Stimmveränderungen, rußig-tingierter Auswurf und/oder Verbrennungen im Gesicht oder angesengte Haare (Kopfbehaarung, Wimpern, Nasenvibrissen, Bart), stellen weitere wichtige Hinweise für eine mögliche Atemwegsschädigung dar. Solche Patienten sind unverzüglich einem Arzt vorzustellen und in ein Krankenhaus zur Behandlung und Überwachung zu bringen.

Schockgefahr

Jeder Patient mit Verbrennungen der Körperoberfläche über 15%, bei Kindern ist die Gefährdungsgrenze schon bei 8 bis 10% anzusetzen, bedarf prophylaktischer und therapeutischer Maßnahmen zur Sicherung der Kreislauffunktion.

Nach einer Verbrennung kommt es relativ schnell durch Austritt von Flüssigkeit in das Gewebe, erkenntlich an der Schwellung der betroffenen Region, und durch Verluste an der Körperoberfläche (Wundsekret) zur Eindickung des Blutes und Störung der Organdurchblutung.

Zur Sicherung der Kreislauffunktion kommt für den Laien vor allem die Schocklage in Betracht. In dieser Position wird, von extremen Situationen abgesehen, für die erste Phase bis zum Eintreffen des (Not-)Arztes eine ausreichende Stabilisierung möglich sein.

Von einer oralen Flüssigkeitszufuhr sollte in unseren Breiten mit relativ kurzen Anfahrtszeiten zum Krankenhaus Abstand genommen werden, da einerseits die Aufnahme über den Darm unter den gegebenen Bedingungen (Schock, Schmerz) ohnehin schlecht ist und andererseits die Gefahr, bei einer unmittelbar anstehenden Narkoseeinleitung zur operativen Versorgung großflächiger Verbrennun-

gen durch einen vollen Magen Komplikationen (Erbrechen, Eindringen von Mageninhalt in die Atemwege) zu provozieren, massiv erhöht wird.

Örtliche Behandlung

Die lokale Therapie der Verbrennungsverletzung durch den Ersthelfer am Notfallort besteht einerseits in der schnellstmöglichen Beendigung der Hitzeeinwirkung auf das Gewebe und andererseits in der Vermeidung von bakterieller Kontamination.

Trotz immer wiederkehrender Diskussionen muß die unverzügliche Kaltwasseranwendung (Temperatur etwa 20 °C) als die einzige effektive, universell anwendbare Behandlungsmöglichkeit durch den Laien angesehen werden (Abb. 21). Diese relativ einfach durchzuführende Maßnahme bewirkt zum einen eine schnelle und effektive Schmerzlinderung und vermag andererseits die Ausbildung der örtlichen Schwellung durch Flüssigkeitseinlagerung ins Gewebe (Ödembildung) zu vermindern. Entscheidend ist, daß diese Maßnahme so schnell wie möglich nach dem Verbrennungsunfall zur Anwendung kommt. Positive Effekte sind wohl nur dann tatsächlich zu erwarten, wenn die Kaltwasserbehandlung innerhalb von wenigen Minuten begonnen wird. Sie ist besonders bei Verbrühungen und bei Hitzeschädigungen im Bereich der Extremitäten erfolgversprechend, da hierbei das sogenannte „Nachbrennen", also die Schädigung tieferer Gewebsschichten durch erhitzte, weiter oberflächlich liegende Gewebe schnell beendet werden kann.

Bei ausgedehnten Verbrennungen am Rumpf, insbesondere bei Kindern, hat diese Erste-Hilfe-Maßnahme wegen des Risikos der Auskühlung des Gesamtorganismus jedoch ihre Grenzen. Eine Kaltwasserbehandlung sollte grundsätzlich bis zum deutlichen Nachlassen der Schmerzen durchgeführt werden. Dies

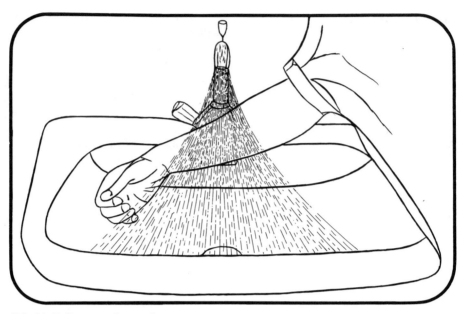

Abb. 21: Kaltwasser-Anwendung

wird im allgemeinen nach etwa 15 bis 20 Min. erreicht sein. Eine zeitlich darüber hinausgehende Behandlung sollte nur unter genauer Beachtung der Körpertemperatur weitergeführt werden.

Verbrennungskliniken

Angesichts der vielfältigen Probleme bei der Behandlung von Schwerbrandverletzten wurden in der Bundesrepublik in den letzten Jahren in einer Reihe von Kliniken Spezialabteilungen für solche Patienten eingerichtet. Der erheblich über dem „normalen" intensivmedizinischen Niveau liegende apparative, personelle und damit auch finanzielle Aufwand ist dann vor allem sinnvoll, wenn hier diejenigen Patienten zusammengeführt werden, die von einer solchen Behandlung auch entsprechend profitieren können. Andererseits sind die Transportwege und -zeiten in solche Verbrennungseinheiten wesentlich höher, so daß ein Schwerbrandverletzter unmittelbar nach Erstversorgung vor Ort zunächst in das nächstliegende größere Krankenhaus gebracht wird und anschließend, möglichst innerhalb von 6 bis 12 h und nach Abschluß der Primärdiagnostik und Stabilisierung der Vitalfunktionen weiterverlegt werden kann.

Eine Unterbringung in einer Spezialklinik ist vor allem dann wichtig, wenn über 25% der Körperoberfläche des Erwachsenen, bzw. 20% des Kindes oder älteren Menschen, zweit- oder drittgradig verbrannt sind. Auch bei Beteiligung des Gesichtes, der Hände, Füße oder der Genitalregion ist eine solche Verlegung wegen der üblicherweise besseren Möglichkeiten der operativen Versorgung in diesen Kliniken anzustreben.

Keinesfalls ist es jedoch sinnvoll, einen Patienten vom Unfallort direkt, über weite Strecken, womöglich atem- und kreislaufinstabil in eine Verbrennungsklinik bringen zu wollen.

Repetitorium

a) Welche drei Schweregrade werden bei Verbrennungen/Verbrühungen grundsätzlich unterschieden? (s. S. 45)

b) Welchen Anteil an der Körperoberfläche Erwachsener haben ein Arm und die Rumpfvorderseite zusammen? (s. S. 45)

c) Was ist die wichtigste Ersthelfermaßnahme unmittelbar nach einer Verbrühung? (s. S. 47)

Notfallmedizinische Maßnahmen

Teil 1

1.9
Freimachen der Atemwege

Eine Verlegung der oberen Luftwege kann verursacht sein durch:
■ Zurückfallen der Zunge beim Bewußtlosen (häufig)
■ Fremdkörper im Rachenbereich (erbrochener Mageninhalt, Zahnprothese, aspirierte Gegenstände)
■ Akute Schleimhautschwellung auf infektiöser oder allergisch-toxischer Grundlage (selten).

Dringt ein größerer Fremdkörper in den Rachen- und Kehlkopfbereich ein, droht dort eine akute Atemwegsobstruktion mit vollständiger Verlegung der Atemwege (Bolusgeschehen). Es handelt sich zumeist um ein plötzliches, beim Essen auftretendes Ereignis (z. B. Wettessen Jugendlicher oder beim hastigen Füttern älterer, gebrechlicher Personen), bei dem sich sehr schnell ein Sauerstoffmangel mit nachfolgender Bewußtlosigkeit und Kreislaufstillstand ausbildet.

Sind die Atemwege vollständig verlegt, würgt der Betroffene und faßt sich panikartig an den Hals. Er kann charakteristischerweise nicht sprechen und nicht atmen. Wenn er noch bei Bewußtsein ist, wird er aufgefordert kräftig zu husten und den Fremdkörper selbständig aus dem Kehlkopfbereich zu befördern und auszuspucken.

Beim Bewußtlosen wird zunächst versucht, den Fremdkörper manuell oder mittels einfacher Hilfsmittel (lange Pinzette, Tupferklemme, Kornzange) zu extrahieren.

Gelingt ihm dies nicht, wird insbesondere im nordamerikanischen Raum der sogenannte Heimlich-Handgriff empfohlen. Hierzu umfaßt der Helfer den stehenden oder sitzenden Patienten von hinten und legt eine Faust zwischen Nabel und Rippenbogen auf und anschließend die zweite Hand darauf. Nun führt er kräftige Druckstöße nach hinten und oben durch. Hierbei soll im Sinne einer gewaltsamen, künstlichen Ausatmung versucht werden, den im Kehlkopf befindlichen Fremdkörper herauszuschleudern, um wieder einen freien Luftstrom zu ermöglichen.

Festzustellen bleibt, daß diese Maßnahme nicht ungefährlich ist. Sie kann Erbrechen, Leber-, Milz- und Magenverletzungen und Rippenbrüche mit Lungenanspießungen auslösen. Aus diesem Grund sollte ihr Einsatz auf diejenigen Situationen beschränkt bleiben, in denen es nicht gelingt, durch die einfachen Maßnahmen des Kopfüberstreckens und Vorziehens des Unterkiefers sowie durch Ausräumung des Mund-Rachen-Raumes für freie Atemwege sorgen zu können. (Tab. 12).

Weitaus häufiger ist die Verlegung der Atemwege durch die Zunge, evtl. auch durch eine gelockerte Zahnprothese. Durch Tonusverlust der Mundbodenmuskulatur beim Bewußtlosen in Rückenlage (Verlust der Schutzreflexe) sinkt die Zunge nach hinten und verlegt die Atemwege. Leitsymptom der teilweisen Atemwegsverlegung ist das typische, schnarchende Atemgeräusch in der Einatemphase. Bei einer kompletten Verle-

Tab. 12

Freimachen der Atemwege

■ **Überstrecken** des Kopfes
■ **Vorziehen** des Unterkiefers
■ **Entfernen** von Fremdkörpern

gung dagegen ist kein Geräusch und insbesondere in der Ausatemphase keine Luftausströmung aus Mund und Nase feststellbar (fehlender Atemstoß). Eine Blauverfärbung der Lippen als Zeichen der Kohlendioxidanreicherung ist ein weiteres charakteristisches Zeichen der schweren Atemstörung.

Durch Überstrecken des Kopfes und Vorziehen des Unterkiefers sind die Atemwege freizumachen. Der Kopf wird ohne Gewaltanwendung nackenwärts überstreckt. Gleichzeitig wird der Unterkiefer (und damit die Zunge und der Mundboden) nach vorne gezogen. Dabei liegt eine Hand an der Stirn-Haar-Grenze, die andere an der Kinnspitze (Abb. 22).

Setzt nach dem Überstrecken des Kopfes bei geschlossenem Mund des Patienten die Eigenatmung nicht wieder ein, so ist möglicherweise die Nase durch Fremdkörper oder Schleimhautschwellung verlegt. In diesen Fällen wird der Mund des Bewußtlosen für einen etwa querfingerbreiten Spalt geöffnet und nunmehr erneut die spontane Atemtätigkeit überprüft.

Lassen sich durch diese Sofortmaßnahmen die Atemwege nicht freimachen, muß die Mundhöhle des Patienten im Hinblick auf Fremdkörper inspiziert werden. Nach Erbrechen, bei größeren Schleimmengen im Mund oder Blutungen müssen Mund- und Rachenhöhle gereinigt werden. Auch locker sitzende Zahnprothesen sollten stets (prophylaktisch) entfernt werden, um nicht sekundär eine Atemwegsverlegung in Kauf zu nehmen. Festsitzender Zahnersatz dagegen sollte belassen werden, da der hierdurch anatomisch vorgeformte Mund die Atemspende erleichtert. Steht keine Absaugmöglichkeit zur Verfügung, wickelt man ein Taschentuch oder ein anderes Stoffstück um Zeige- und Mittelfinger, öffnet den Mund (mit dem Esmarch-'schen Handgriff) und führt eine rasche Reinigung der Mundhöhle durch (Abb. 23).

Wichtig ist für diese Maßnahme, daß keine Zeit verloren gehen darf. Entscheidend ist nicht die restlos saubere Mundhöhle, sondern das schnelle Erreichen einer freien Passage für die Atemluft, um die Zeit des Sauerstoffmangels so kurz wie möglich zu halten.

Bei einer Reihe von Bewußtlosen mit einer Störung der Atemtätigkeit kann durch diese einfachen Maßnahmen des Freimachens der Atemwege wieder eine ausreichende Spontanatmung erreicht werden.

Notfallmedizinische Maßnahmen

Teil 1

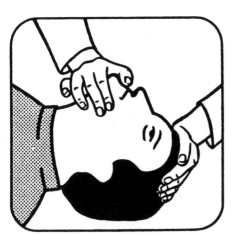
Abb. 22: Freimachen der Atemwege: Kopf überstrecken, Unterkiefer vorziehen

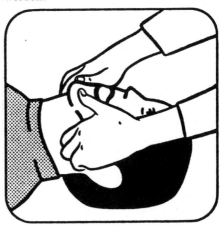
Abb. 23: Reinigung der Atemwege: Esmarch' Handgriff zum Öffnen des Mundes

Sauerstoffgabe

Der Notfallpatient ist durch eine Vielzahl von Mechanismen von einem Sauerstoffmangel bedroht. Jede primäre Atemstörung führt zu einer verminderten Sauerstoffaufnahme in der Lunge. Jede Kreislaufstörung beeinträchtigt den Sauerstoffantransport zur Zelle. Unruhe, Angst und Schmerzen erhöhen ihrerseits den Bedarf und führen zu einer zusätzlichen Verschlechterung der aktuellen Sauerstoffbilanz. Aus diesen Gründen ist bei allen Notfallpatienten grundsätzlich eine Erhöhung der Sauerstoffkonzentration in der Einatemluft, z. B. über eine Nasensonde, indiziert. Bei der Einstellung von 4 l/Min. werden im Rachenraum Sauerstoffkonzentrationen um 40% erreicht, was de facto zu einer Verdopplung normaler Bedingungen mit entsprechend positiven Auswirkungen führt. Immer dann, wenn an einem Notfallort die Möglichkeit besteht, dem Patienten mit Sauerstoff angereicherte Atemluft anzubieten, sollte dies unbedingt durchgeführt werden. Der praktisch immer nachweisbare Sauerstoffmangel und das jegliche Fehlen negativer Auswirkungen für die Erstbehandlung am Notfallort bei schwer atemgestörten Patienten hat das Notfallmedikament „Sauerstoff" zum universell einsetzbaren Mittel für die Notfallmedizin werden lassen.

Repetitorium

a) Aus welchen zwei Komponenten bestehen die Maßnahmen zum Freimachen der Atemwege? (s. S. 50)

b) Was ist der Esmarchsche Handgriff? (s. S. 51)

c) Warum ist Sauerstoff das Notfallmedikament schlechthin? (s. S. 52)

1.10 Atemspende

Atemspende bei Erwachsenen

Kommt es bei einem Patienten infolge einer akuten Erkrankung (z. B. Schlaganfall), einer Vergiftung mit zentral am Atemzentrum wirksamen Substanzen oder Verletzungen des Schädels oder Brustkorbes zu einem Versagen der Eigenatmung, muß zur Überbrückung bis zum Einsetzen erweiterter Maßnahmen durch Rettungssanitäter und Notärzte der Ersthelfer unmittelbar am Notfallort eine künstliche Beatmung durchführen. Angesichts der geringen Sauerstoffreserven des menschlichen Körpers kommt es bereits kurze Zeit nach Sistieren der Eigenatmung zu einem raschen Abfall der Versorgung der Zellen mit nachfolgendem Funktionsausfall. Unmittelbar darauf beginnt der zunächst reversible, später endgültige Untergang von Zellbestandteilen. Wird nicht unmittelbar durch eine Atemspende ein gewisser Gasaustausch in der Lunge aufrechterhalten, kommt es schnell zum Kreislaufstillstand durch Sauerstoffmangel im Herzmuskel und zum Hirntod.

Die Beurteilung der Atemfunktion erfolgt anhand der Symptomatik der Schwere der Atemnot, der Feststellung von Atembewegungsanomalien, des Fühlens eines Atemstoßes und dem Vorhandensein einer Zyanose (Tab. 13). Nach Freimachen der Atemwege durch Überstrecken des Kopfes und Vorziehen des Unterkiefers wird geprüft, ob alleine durch diese Maßnahme eine (ausreichende) Spontanatmung in Gang kommt.

Führt das Freimachen und Freihalten nicht zu einer ausreichenden Spontanatmung, muß unverzüglich mit der Atemspende begonnen werden. Dabei ist zu berücksichtigen, daß oft aufgrund von Verletzungen oder Erkrankungen zwar eine Restatmung noch vorhanden ist, diese aber zur Deckung des aktuellen Sauerstoffbedarfes nicht mehr ausreicht. Auch in diesen Fällen muß eine Beatmung in Form der assistierenden Beatmung erfolgen, um zu verhindern, daß eine ungenügende Eigenatmung mit nachfolgendem Sauerstoffmangel zu weiteren Schädigungen und zu einem völligen Erliegen der Atmung und Kreislauftätigkeit führt.

Die Atemspende erfordert keinerlei Hilfsgeräte und ist praktisch in jeder Si-

Tab. 13

Beurteilung der Atemfunktion

Atemnot
- Subjektiv vom Patienten empfundener Lufthunger (uncharakteristisches Zeichen vieler Atem- und Kreislaufstörungen)

Atembewegungen
- Heben und Senken des Brustkorbes in der Ein- und Ausatemphase (regelmäßig etwa 12- bis 15mal/min.)

Atemstoß
- Ausatemluft tast- und fühlbar aus Mund und Nase ausströmend (eindeutiger Nachweis der geatmeten Luft)

Zyanose
- Lippen, Ohrläppchen und Fingerspitzen blau verfärbt (uncharakteristisches Zeichen jeder ausgeprägten Atem- und Kreislaufstörung)

tuation anwendbar. Eine Schädigung des Beatmeten kann bei sachgerechtem Vorgehen, auch bei noch vorhandener Spontanatmung, nicht eintreten.

Nur in den Fällen, in denen sich ein direkter Kontakt zwischen Helfer und Patienten verbietet (Verdacht auf Kontamination mit Kontaktgiften, z. B. E 605), sollen von Anfang an Hilfsmittel (Beatmungsmaske und -beutel) für die Durchführung der Atemspende eingesetzt werden, um eine Gefährdung des Helfers auszuschließen.

Eine besondere Aktualität hat die Frage der Atemspende mit dem Risiko der Kontamination des Helfers angesichts der zunehmenden Zahl von HIV-Infizierten bzw. AIDS-Patienten erlangt. Aus fachlicher Sicht läßt sich zum gegenwärtigen Zeitpunkt feststellen, daß das Risiko der Übertragung von Erregern im Rahmen der Atemspende als extrem gering eingeschätzt werden muß. Die Zahl der Viren im Speichel infizierter Patienten ist nachgewiesenermaßen sehr niedrig, so daß die für eine Übertragung notwendige Zahl von Erregern kaum erreicht wird. Insbesondere bei der Mund-zu-Nase-Beatmung ist deshalb das aber ohne Zweifel vorhandene „Restrisiko" als vernachlässigbar klein anzusetzen. Es kann zusätzlich durch Zwischenlegen eines Taschentuches o. ä. nochmals verringert werden und liegt insgesamt wahrscheinlich in einer Größenordnung unterhalb des Risikos eines tödlichen Blitzunfalls in der Bundesrepublik Deutschland.

Dies muß aus der Sicht des Notfallmediziners mit dem extremen Nutzen für den Einzelpatienten mit Atemstillstand verglichen werden, der einzig durch diese Maßnahme eine Überlebenschance hat. Zusätzlich ist bekannt, daß die Mehrzahl der Notfälle sich in Anwesenheit von Verwandten und engen Bekannten ereignet, was die Risikoabschätzung für den einzelnen Helfer noch vereinfacht. Insgesamt darf eine verständliche, aber statistisch nicht abzusichernde Ungewißheit nicht zur Folge haben, daß lebensbedrohten Notfallpatienten wirksame und angemessene Sofortmaßnahmen vorenthalten werden.

Um die Methoden der Atemspende optimal zur Anwendung zu bringen, empfiehlt es sich, den Patienten in Rückenlage zu bringen. Nach dem Freimachen der Atemwege wird der Erwachsene 10- bis 12mal/min. beatmet. Dabei sollen bei jedem Atemstoß rund 800 ml Luft eingeblasen werden.

Mund-zu-Nase-Beatmung

Der Kopf des Patienten wird, wie beim Freimachen der Atemwege beschrieben, nackenwärts überstreckt. Eine Hand liegt an der Stirn-Haar-Grenze, die andere flach unter dem Kinn. Der Unterkiefer wird nach vorne gezogen, die Unterlippe hochgeschoben, so daß der Mund verschlossen ist. Der Helfer atmet normal ein und benutzt die Ausatemluft für die Atemspende. Er dichtet seinen weit geöffneten Mund sorgfältig über den Nasenöffnungen ab und insuffliert seine Ausatemluft (Abb. 24). Anschließend wird der Mund abgehoben, der Kopf etwas zur Seite gedreht, um das Senken des Thorax in der Ausatemphase sehen und das Ausströmen der Luft aus den Nasenöffnungen hören und fühlen zu können – Effektivitätskontrolle (Abb. 25).

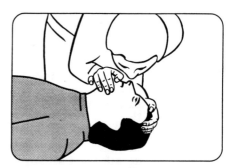

Abb. 24: Mund-zu-Nase-Beatmung

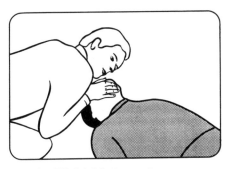

Abb. 25: Effektivitätskontrolle

Die Atemspende kann als Mund-zu-Nase und als Mund-zu-Mund-Beatmung erfolgen. Bestehen wegen einer Verletzung oder aus anderen Gründen bei dem Helfer Bedenken vor einem direkten Kontakt mit dem Mund bzw. der Nase des Bewußtlosen, so läßt sich durch Auflegen eines Taschentuches die Mund- und Nasenpartie des Patienten abdecken und anschließend die Atemspende in der beschriebenen Form durchführen.

Grundsätzlich vorzuziehen ist die Mund-zu-Nase-Beatmung. Eine Mund-zu-Mund-Beatmung wird nur dann empfohlen, wenn die Nase durch Erkrankung oder Verletzung verlegt ist (Abb. 26).

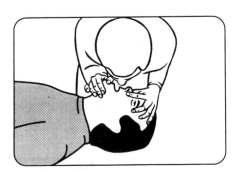

Abb. 26: Mund-zu-Mund-Beatmung

Die Begründung liegt darin, daß

1. der weniger Geübte mit seinem Mund die Nase des Patienten besser abdichten kann als dessen Mundpartie,

2. die Atemwege im Rachenbereich bei vollständig geschlossenem Mund und vorgezogenem Unterkiefer mit größerer Sicherheit offenzuhalten sind als bei der Mund-zu-Mund-Beatmung und

3. der Einblasdruck bei der Insufflation durch die Nasengänge reduziert wird, so daß das Einströmen von Luft in den Magen (Gefahr der Magenblähung und Regurgitation) wesentlich vermindert wird.

Bei Erwachsenen wird die Atemspende mit einer Frequenz von 10 bis 12/min. durchgeführt. Liegt bei dem Patienten lediglich eine Atemstörung vor und ist die Herz-Kreislauf-Funktion erhalten, wird im allgemeinen bereits nach wenigen Insufflationen ein erster Effekt der Beatmung, z. B. am Rückgang der Zyanose, erkennbar sein (Tab. 14).

Tab. 14

Atemspende
■ Freimachen der Atemwege
■ Mund-zu-Nase-Beatmung
■ Mund-zu-Mund-Beatmung
■ 10–12mal/min., jeweils rund 800 ml

Die Kontrolle des Beatmungseffektes durch Beobachten der Brustkorbbewegung und der Registrierung des Ausströmens der Luft erfolgt wie oben beschrieben. Zu beachten bleibt, daß bei unzureichender Überstreckung des Kopfes und Insufflation zu großer Luftmengen die Gefahr einer Überblähung des Magens des Patienten mit anschließendem Erbrechen und Eindringen von Fremdkörpern in die Atemwege besteht; Komplikationen also, die durch genaue Befolgung der obigen Empfehlungen weitestgehend vermeidbar sind.

Notfallmedizinische Maßnahmen

Teil 1

Atemspende im Kindesalter

Nahezu alle schwerwiegenden Störungen der Vitalfunktion Atmung gehen im Kindesalter mit den typischen Zeichen der subjektiven Luftnot und mit Hinweisen auf die periphere Minderversorgung der Organe mit Sauerstoff einher, die an der Blauverfärbung der Lippen, Ohrläppchen und Finger- bzw. Fußspitzen erkennbar ist.

Häufig sind dann auch auffällige Atemgeräusche (Ziehen, Rasseln, Brodeln, Schnarchen) festzustellen.

Voraussetzung für eine ausreichende Atemtätigkeit ist das Sicherstellen von freien Atemwegen. Beim Bewußtseinsgetrübten oder Bewußtlosen fehlen die sogenannten Schutzreflexe. Liegt er auf dem Rücken oder ist in Seitenlage die Kopfhaltung nicht korrekt, so werden die Atemwege durch die zurücksinkende Zunge teilweise oder vollständig verlegt.

Das Überstrecken des Kopfes im Nacken und das gleichzeitige Vorziehen des Unterkiefers macht die Atemwege wieder für den Luftstrom passierbar. Dabei ist im Kindesalter, aufgrund der etwas anderen Anatomie, die günstigste Position bei einer mäßigen Überstreckung erreicht. Wird der Kopf beim Kind unter sechs Jahren maximal im Nacken zurückgebeugt, kommt es zu einer Verengung im Rachenbereich, die der Atmung einen erhöhten Widerstand entgegensetzt.

Kommt allein durch diese Maßnahmen keine ausreichende Spontanatmung in Gang, muß das Kind künstlich beatmet werden.

Das einfachste und gezielt ohne Hilfsmittel durchführbare Verfahren ist wie beim Erwachsenen die Atemspende.

Bei Säuglingen und Kleinkindern erfolgt die Atemspende als sogenannte Mund-zu-Mund/Nase-Beatmung.

Hierzu wird der Kopf des Kindes, wie oben beschrieben, mäßig überstreckt.

Der Helfer atmet normal ein und bläst, nachdem er seinen Mund über Mund und Nase des kleinen Patienten abgedichtet hat, behutsam Ausatemluft in die Atemwege des Kindes (Abb. 27).

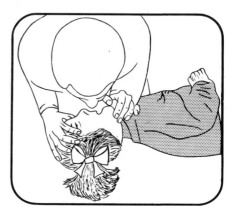

Abb. 27: Atemspende im Kindesalter

Während bei einem Neugeborenen allein schon der Inhalt der Mundhöhle (20 bis 30 ml) völlig ausreicht, wird bei älteren Kindern ein zunehmendes Atemzugvolumen notwendig. Zur Beurteilung der Effektivität dienen zum einen das Beobachten des Brustkorbes des Beatmeten, der sich jeweils, abhängig von der Atemphase, Heben und Senken muß, sowie die Registrierung des Ausströmens der insufflierten Luft in der anschließenden Exspirationsphase. Abhängig vom Alter wird die Atemspende mit einer Frequenz von 40/min. (Neugeborene), 30/min. (Kleinkinder) oder etwa 20/min. (Schulkinder) durchgeführt. Zu beachten bleibt, insbesondere bei der Atemspende im Kleinkindalter, daß bei inkorrekter Überstreckung (zuviel bzw. zuwenig) und beim Einblasen zu großer Luftmengen die Gefahr einer Überblähung des Magens mit anschließendem Erbrechen und Eindringen von Fremdkörpern in die Atemwege besteht.

Gelingt die Atemspende auf Anhieb nicht, muß zunächst die Position des

Kopfes (korrekte Überstreckung?) geprüft werden. Besteht weiterhin eine Verlegung der Atemwege, muß ein Fremdkörper vermutet werden. Eine Inspektion des Mund-Rachen-Raumes und ggf. die Entfernung des obstruierenden Gegenstandes (Spielzeug, Nahrungsmittel) ist dann vordringliche Maßnahme. Gelingt auch dann die Atemspende noch nicht, muß versucht werden, z. B. bei Vorliegen einer Stenose (Entzündung, allergische Reaktion), durch Steigerung des Beatmungsdruckes (forcierte Atemspende) Luft in die Lunge insufflieren zu können. Gewarnt sei ausdrücklich vor heroischen Maßnahmen, wie Luftröhrenschnitt oder Punktionen der Trachea mit Kanülen o. ä., da ein derartiges Vorgehen in der Hand des diagnostisch und therapeutisch wenig erfahrenen Laien keinerlei Aussicht auf Erfolg bietet.

Insgesamt kann an dieser Stelle nur darauf hingewiesen werden, daß die Durchführung der Atemspende unter Notfallbedingungen nur dann erfolgreich durchgeführt werden kann, wenn sie zuvor systematisch erlernt und ausreichend an geeigneten Übungsphantomen in einem Kurs praktiziert wurde. Dies gilt insbesondere auch für die Atemspende im Kindesalter für deren Erlernen spezielle Modelle entwickelt wurden.

Infektionsrisiko bei der Durchführung der Atemspende

Schon bei Einführung der Atemspende in das Methodenreservoir der lebensrettenden Sofortmaßnahmen begann die Diskussion über die Möglichkeit einer Infektionsübertragung und der daraus erwachsenden Notwendigkeit der Verwendung von Hilfsmitteln zu deren Vermeidung. Durch den bei der Atemspende notwendigen engen Kontakt könnte eine Erregerübertragung vom Patienten auf den Helfer erfolgen und zur Entstehung einer Erkrankung führen. In früheren Jahren wurde vor allem auf die Möglichkeit einer Tuberkulose- und Hepatitis-Erkrankung des Patienten hingewiesen, in letzter Zeit lag der Schwerpunkt der Diskussion auf dem Risiko der Übertragung einer HIV-Infektion. Obwohl bis heute in der Weltliteratur kaum ein solches Ereignis sicher dokumentiert ist, besteht verständlicherweise eine Verunsicherung der Ersthelfer. Sie ist sogar so groß, daß die Bereitschaft allgemein sinkt, die Atemspende als elementare lebensrettende Sofortmaßnahme durchzuführen.

Dieser Entwicklung steht die Erkenntnis konträr entgegen, daß die Überlebenschancen von Patienten mit Ateminsuffizienz und Atemstillstand nur durch eine breite Anwendung dieser Maßnahmen, unmittelbar am Notfallort durch anwesende Ersthelfer, verbessert werden können.

Anforderungen an Hilfsmittel zur Atemspende

Auf dem Markt befinden sich inzwischen eine große Zahl von Hilfsmitteln zur Atemspende, die in unterschiedlichsten Formen und Konzeptionen ausgeführt sind. Sie sollen einerseits einen sicheren Infektionsschutz für den Helfer bieten und andererseits so konstruiert sein, daß die Maßnahme nicht erschwert, sondern möglichst sogar erleichtert und z. B. durch Verbesserung der Abdichtung in ihrer Wirksamkeit erhöht wird.

Berücksichtigt man die äußeren Bedingungen, unter denen Beatmungshilfen eingesetzt werden, lassen sich einige Grundforderungen herausstellen:

1. Sie müssen von ihren Abmessungen her so gestaltet sein, daß sie jederzeit und überall bereitgehalten werden können. Dazu sollen sie nicht nur in konventionellen Verbandskästen Platz finden, sondern jedermann muß sie ständig, z. B. in der Brieftasche, mit sich führen können.

2. Die Anwendung muß leicht verständlich und einfach, z. B. im Rahmen der

Erste-Hilfe-Kurse an den verbreiteten Ausbildungsmodellen, zu erlernen sein. Sie muß in voller Übereinstimmung mit den gültigen Empfehlungen zum Vorgehen bei der Beatmung im Rahmen der Herz-Lungen-Wiederbelegung stehen.

3. Hilfsmittel dürfen dem Luftfluß bei der Atmenspende (Beatmung durch den Helfer, Ausatmung des Patienten) keine hohen Widerstände entgegensetzen. Nur so kann die Maßnahme ohne Risiko einer schnellen Erschöpfung des Helfers auch über 10 bis 15 Minuten durchgeführt werden. Es darf zu keiner Überblähung der Lunge des Patienten durch Behinderung der Ausatmung kommen.

4. Die Verwendung muß für den Patient und den Helfer ohne Gefahr sein. Es darf keine Verletzungsgefahr bestehen. Die Auslösung von Erbrechen durch Reizung der Rachenhinterwand darf nicht gegeben sein.

5. Entscheidendes Kriterium zur Beurteilung der Eignung eines solchen Hilfsmittels ist der Infektionsschutz für den Helfer. Hierzu muß der Übertritt von möglicherweise infektiösem Material (Blut, Speichel, Nasensekret) vom Patienten zum Helfer sicher ausgeschlossen sein.

Daneben sollen die Hilfsmittel dem Helfer die Atemspende erleichtern, wenn er bei Verschmutzungen oder Verletzungen der Mund-Nasen-Partie des Betroffenen Ekel empfinden würde.

Beurteilung auf dem Markt befindlicher Hilfsmittel

Im Rahmen einer umfassenden Studie wurden in Kooperation der Universitätsklinik für Anästhesiologie und dem Institut für Rettungsdienst des Deutschen Roten Kreuzes die derzeit auf dem Markt befindlichen Hilfsmittel zur Atemspende in bezug auf die genannten Kriterien untersucht.

Die überwiegende Zahl der Hilfsmittel erwies sich als ungeeignet, weil sie die wesentlichen Anforderungen nicht erfüllen konnten.

Instrumente in der Art von Guedel-Tuben, die in den Mund des Patienten eingeführt werden, erscheinen ungünstig, da sie die Zunge weiter in den Rachen des Patienten zurückdrängen und damit die Atemwege verlegen können, statt sie freizuhalten. Darüber hinaus ergibt sich bei allen invasiv in Mund oder Nase einzuführenden Instrumenten die Gefahr einer (Schleimhaut-) Verletzung mit nachfolgender Blutung. Dies würde, nach heutigem Stand der Kenntnisse, das Risiko einer Infektionsübertragung, das erwiesenermaßen vor allem bei Blutkontakt gegeben ist, gegenüber der ungeschützten Atemspende erhöhen, statt es zu vermindern. Damit müssen alle derartigen Hilfsmittel zumindest in der Hand des Laien-Ersthelfers als ausgesprochen problematisch eingestuft werden.

Auch Maskengeräte stellen in der Hand des weniger Geübten kein probates Mittel dar, da insbesondere das Dichthalten in der Gesichtspartie des Patienten große Schwierigkeiten bereiten kann. Zu nennen sind hier insbesondere ältere Personen (ohne Zahnersatz), bei denen eine Abdichtung auch für den besonders Ausgebildeten schwierig sein kann. Dadurch wird die Atemspende wirkungslos.

Andererseits haben konventionelle Papier- und Stofftaschentücher, Mullkompressen o. ä. einen relativ hohen Luftwiderstand. Sie bieten dennoch keinen ausreichenden Schutz, da sie schnell durchfeuchtet sind und damit das Übertreten von Erregern ermöglichen.

Aus grundlegenden Überlegungen scheinen Hilfsmittel in der Art von Folien am ehesten geeignet, die essentiellen Anforderungen an einen Beatmungsschutz zu erfüllen. Sie sind gut vom Helfer bereitzuhalten. Er kann sie einfach einsetzen. Sie sind entsprechend den Empfehlungen bei Patienten jeder Altersklasse und bei unterschiedlicher Anatomie der Gesichtspartie einzusetzen.

Ambu Life-Key

Beispielhaft ist der Ambu Life-Key zu nennen. Er besteht aus einer durchsichtigen Kunststoffolie (Breite 25 cm, Höhe 15 cm), in die ein vorgespanntes, kreisrundes Membranventil von 2,5 cm Durchmesser und einer Höhe von 0,8 cm mit sehr niedrigem Widerstand eingearbeitet ist. Das Hilfsmittel wird über das Gesicht des Patienten gelegt und mittels der Gummizüge an dessen Ohren befestigt. Es eignet sich sowohl zur Mund-zu-Nase- als auch zur Mund-zu-Mund-Beatmung.

Mit der Benutzung des Ambu Life-Key ist keinerlei Verletzungsgefahr verbunden. Er kann unabhängig von der Ursache der Atemstörung und bei allen Altersgruppen sowie bei unterschiedlichster Gesichtsanatomie eingesetzt werden. Die stabile Folie und die sichere Ventilfunktion gewährleistet den größtmöglichen Infektionsschutz für den Helfer. Die Benutzung ist in voller Übereinstimmung mit den internationalen Richtlinien zur Herz-Lungen-Wiederbelebung möglich und kann an allen gängigen Ausbildungsphantomen geübt werden. Die Gestaltung der Hülle in Form eines Schlüsselanhängers erfüllt die Forderung nach ständiger Verfügbarkeit.

Notfallmedizinische Maßnahmen

Teil 1

Repetitorium

a) Welche zwei Techniken eignen sich zur Durchführung einer Atemspende? (s. S. 54)

b) Mit welchem Atemzugvolumen wird man die Atemspende bei einem Erwachsenen ohne Spontanatmung durchführen? (s. S. 55)

c) Mit welcher Frequenz wird man die Atemspende bei einem Kleinkind ohne Spontanatmung durchführen? (s. S. 55)

1.11
Basismaßnahmen der Herz-Lungen-Wiederbelebung

Nach Flachlagerung des Patienten auf dem Rücken und Inspektion der oberen Atemwege auf Fremdkörper und gegebenenfalls deren Entfernung, wird durch vorsichtiges Überstrecken des Kopfes und Anheben des Unterkiefers die ansonsten zurückfallende Zunge, die einen freien Luftstrom behindern würde, aus den Atemwegen herausgehalten (Abb. 28).

Sind die Atemwege freigelegt und kommt allein hierdurch keine suffiziente Spontanatmung in Gang, ist eine Beatmung des Patienten zu beginnen. Stehen hierzu keine Hilfsmittel wie Beatmungsbeutel und/oder Masken zur Verfügung, ist eine sachgerechte Mund-zu-Mund- bzw. eine Mund-zu-Nase-Beatmung, wobei sich letztere in der Praxis als effektiver erwiesen hat, einzuleiten.

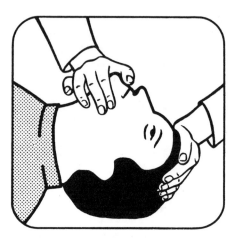

Abb. 28: Freimachen der Atemwege: Kopf überstrecken, Unterkiefer vorziehen

Beatmung

Bei der Atemspende kniet der Helfer seitlich vom Kopf des Patienten. Die Hände liegen flach an der Stirn-Haar-Grenze und unter dem Kinn. Der Kopf wird, wie beim Freimachen der Atemwege beschrieben, im Nacken überstreckt, der Unterkiefer nach vorne gezogen und zur Mund-zu-Nase-Beatmung wird der Mund des Patienten durch Hochschieben der Unterlippe mit dem Daumen verschlossen. Der Helfer atmet normal tief ein und setzt seinen Mund auf die Nasenöffnungen des Patienten so auf, daß seine Lippen rundum die Nase abdichten. Nun bläst er seine Ausatemluft ein (Abb. 29).

Anschließend hebt er seinen Mund ab, dreht sein Gesicht zum Rumpf des Patienten und überprüft den Erfolg seiner Beatmungsmaßnahmen. Wurde die

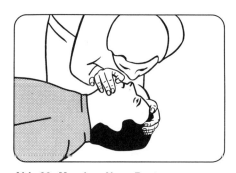

Abb. 29: Mund-zu-Nase-Beatmung

Atemspende korrekt durchgeführt, muß sich der Brustkorb sichtbar in der Ausatemphase senken und aus der Nase des Patienten ein hörbarer und fühlbarer Atemstoß entweichen (Abb. 30).

Die Atemspende in der Form der Mund-zu-Mund-Methode kommt nur dann zur Anwendung, wenn die Nase verletzt oder die Nasengänge durch Entzündung oder nicht zu entfernende Fremdkörper verlegt sind (Abb. 31).

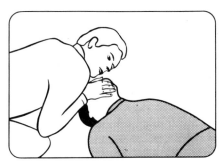

Abb. 30: Effektivitätskontrolle

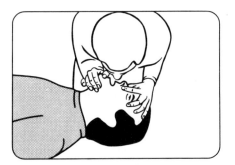

Abb. 31: Mund-zu-Mund-Beatmung

Die Atemspende wird mit zwei Beatmungsstößen begonnen, um die erforderliche Sauerstoffanreicherung und Kohlendioxidelimination in der Lunge zu bewirken. Dabei ist zu beachten, daß entgegen früheren Empfehlungen die Ausatmung nach der ersten Beatmung abgewartet werden soll, um nicht durch Überlagerung einen erhöhten Luftdruck im Rachenraum entstehen zu lassen, der sich über die Speiseröhre weiterleiten könnte und so zu einer Magenblähung mit nachfolgender Gefahr des Erbrechens führen würde.

Probleme bei der Durchführung der Atemspende

Wird der Kopf des Patienten während der Atemspende nicht oder nicht ausreichend überstreckt, muß ein erhöhter Atmungsdruck aufgewendet werden, der über dem Öffnungsdruck der Speiseröhre liegt. Damit besteht die geschilderte Gefahr der Magenblähung und der Auslösung von Erbrechen. Auch bei Abgabe zu großer Luftvolumina ist die Gefahr dieser Komplikation deutlich erhöht. Ist dagegen das Atemhubvolumen zu klein (unter 600 ml beim Erwachsenen), ist eine ausreichende Sauerstoffaufnahme und Kohlendioxidabgabe nicht sichergestellt und die Atemspende wird insuffizient. Eine zu hohe Atemfrequenz führt beim Helfer schnell zur Ermüdung und birgt für ihn die Gefahr eines Hyperventilationssyndroms in sich.

Der isolierte Atemstillstand, also das Sistieren der Spontanatmung bei (vorübergehend) erhaltener Herztätigkeit, erkennbar an den Symptomen

- Bewußtlosigkeit,
- Fehlen von Atembewegungen, Atemgeräuschen, Atemstoß und
- tastbarem Puls,

ist in der Praxis extrem selten, da der durch die fehlende Atmung schnell eintretende Sauerstoffmangel innerhalb von 1 bis 2 Minuten in den kombinierten Atem- und Kreislaufstillstand einmündet.

Viel häufiger ist der primäre Kreislaufstillstand (Sekundenherztod) mit (vorübergehend) noch sichtbaren Atembewegungen.

Herzdruckmassage

Ist bei dem Patienten ein Kreislaufstillstand festgestellt, muß die Zirkulation mit Durchführung der extrathorakalen Herzdruckmassage vorübergehend überbrückt werden.

Zu ihrer korrekten Durchführung ist die Wahl des Druckpunktes wichtig, der in der unteren Sternumhälfte, aber drei Querfinger oberhalb des Schwertfortsatzes liegen sollte, um einerseits eine ausreichende Drucktiefe und damit genügend Kompression mit entsprechend großen gepumpten Volumina zu erzielen

(Abb. 32). Dies gilt auch, wenn man die frühere Vorstellung des Auspressens des Herzens zwischen Brustbein und Wirbelsäule zugunsten des Konzeptes periodisch schwankender Druckniveaus im Brustkorb mit der Folge von Blutbewegungen verlassen hat. Andererseits wird bei einwandfreier Durchführung der Herzdruckmassage die drohende Komplikation mit Frakturen von Brustbein, Rippen, Schwertfortsatz oder gar Wirbelkörpern deutlich vermindert.

Zur Durchführung der Herzdruckmassage kniet der Helfer möglichst nahe seitlich vom Brustkorb (Arm des Patienten eng an den Körper anlegen), der flach auf harter Unterlage (Fußboden) liegt. Der Druck wird mit gestreckten Ellbogengelenken, mit übereinandergelegten Handballen und angehobenen Fingerspitzen senkrecht von oben ausge-

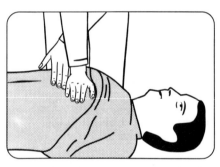

Abb. 32. Herzdruckmassage – Aufsuchen des Druckpunktes

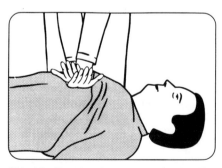

Abb. 33: Herzdruckmassage – Durchführung

übt. Dabei wird das Brustbein etwa 4 cm der Wirbelsäule genähert (komprimiert). Druck- und anschließende Entlastungsphase dieses rhythmisch etwa 80mal pro Minute durchzuführenden Manövers sollen gleich lang sein, um den optimalen Effekt (größtmöglicher Blutfluß) zu erzielen (Abb. 33).

Probleme bei der Durchführung der Herzdruckmassage

Die externe Herzdruckmassage ist nur dann effektiv (wirksam und komplikationsarm), wenn die beschriebene Technik exakt eingehalten wird.

Ein häufiger Fehler ist ein falsch gewählter Druckpunkt. Liegt dieser zu hoch im Brustkorb, ist die Wirkung der Herzdruckmassage vermindert (durch den engeren Radius des Rippenbogens besitzt der Brustkorb eine geringere Elastizität) und die Gefahr von Verletzungen (Rippenbrüchen) erhöht. Wird der Druckpunkt nicht in der Mittellinie des Brustbeins gewählt, sondern seitlich, z. B. im Bereich der Brustwarzen, wird ebenfalls die Wirkung (Kompression der Brustkorborgane) drastisch herabgesetzt und die Gefahr von Rippenbrüchen massiv erhöht (Abb. 34).

Der angebliche „Insiderspruch", daß bei jeder richtigen Herzdruckmassage „einige Rippen daran glauben müssen", kann in dieser Form sicher nicht gut geheißen werden. Zwar ist es richtig, daß mit zunehmendem Alter die früher knorpeligen (elastischen) Rippen-Brustbein-Verbindungen verknöchern und damit bruchanfälliger werden. Andererseits aber muß durch sachgemäßes Vorgehen (korrekter Druckpunkt, Hände in der Entlastungsphase nicht abheben, Finger abspreizen, Druck- und Entlastungsphase gleich lang machen) diese Komplikation (Gefahr der Anspießung des Herzens und der Lunge durch Rippenbruchstücke) hintangehalten werden.

Ein weiterer häufiger Fehler (Nachläs-

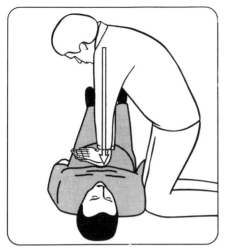

Abb. 34: Herzdruckmassage – Durchführung

sigkeit) besteht darin, die Kompressionsrichtung nicht genau senkrecht von oben, sondern schräg zu wählen. Der Helfer muß zur Vermeidung dieses Fehlers „hautnah" neben dem Patienten

knien, seine Schulterpartie über das Brustbein des Patienten vorverlagern und die Kompression senkrecht zur Körperachse ausüben. Nur so wirkt die Herzdruckmassage effektiv (maximaler Druck bei minimaler Kraftanstrengung) und komplikationsarm (weniger Gefahr für Rippenverletzungen).

Praktisches Vorgehen

Eine Herz-Lungen-Wiederbelebung beginnt mit der Feststellung des Atem- und des Kreislaufstillstandes (Tab. 15).
Die Basismaßnahmen der Herz-Lungen-Wiederbelebung lassen sich anhand der Buchstaben A, B und C charakterisieren. Sie umfassen das Freimachen der **A**temwege, die **B**eatmung und die Wiederherstellung der **C**irculation durch die Herzdruckmassage (Tab. 16).
Der Patient wird flach auf den Boden gelagert. Durch Freimachen der Atemwege wird eine freie Passage der Luft in die Lunge ermöglicht. Anschließend

Tab. 15: Diagnose: Atemstillstand, Kreislaufstillstand

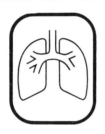

Bewußtlosigkeit

Keine Atembewegungen, kein Atemstoß Blässe, Zyanose

Pulslosigkeit

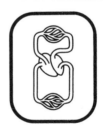

Tab. 16

ABC der cardio-pulmonalen Reanimation

A — Atemwege freimachen
B — Beatmung durchführen
C — Circulation wiederherstellen

werden zwei Beatmungsstöße appliziert und mit der Herzdruckmassage begonnen (Tab. 17).

Einhelfer-Methode

Ist nur eine (ausgebildete) Person anwesend, folgen regelmäßig auf jeweils 15

Tab. 17: Cardiopulmonale Reanimation – Ablaufschema

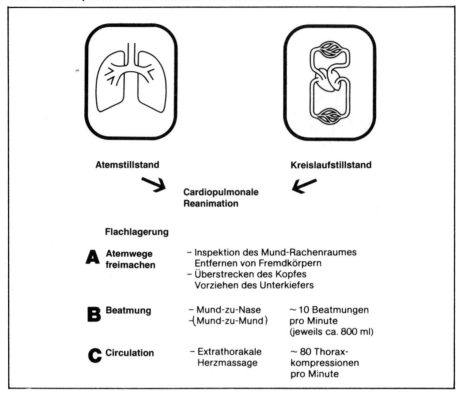

Atemstillstand	**Kreislaufstillstand**

Cardiopulmonale Reanimation

Flachlagerung

A Atemwege freimachen
- Inspektion des Mund-Rachenraumes
  Entfernen von Fremdkörpern
- Überstrecken des Kopfes
  Vorziehen des Unterkiefers

B Beatmung
- Mund-zu-Nase
  -(Mund-zu-Mund)
~ 10 Beatmungen
pro Minute
(jeweils ca. 800 ml)

C Circulation
- Extrathorakale
  Herzmassage
~ 80 Thorax-
kompressionen
pro Minute

Herzdruckmassagen in 10 Sek. zwei Beatmungen in 3 Sek. Nach jeweils 1 Min. (entsprechend nach vier solchen Zyklen) wird erneut der Puls an der Halsschlagader getastet. Besteht immer noch ein Kreislaufstillstand, werden die Maßnahmen erneut in der beschriebenen Art im Rhythmus 15 : 2 weitergeführt (Abb. 35).

Zweihelfer-Methode

Sind zwei Helfer verfügbar, werden nach den zwei initialen Beatmungen jeweils in regelmäßigem Wechsel fünf Herzdruckmassagen in 3 Sek. und eine Beatmung in 1 bis 1,5 Sek. durchgeführt. Auch hier erfolgt nach jeweils 1 Min. (dies entspricht etwa zehn solcher Zyklen) eine Überprüfung der spontanen Kreislauftätigkeit durch Tastung des Pulses an der Halsschlagader. Bei Fortbestehen des Kreislaufstillstandes werden die Maßnahmen im Rhythmus 5 : 1 weiter fortgesetzt (Abb. 36).

Die praktischen Maßnahmen zur cardiopulmonalen Reanimation können hier nur skizzenhaft genannt werden. Entscheidend ist ein systematisches Erlernen der Grundlagen der Herz-Lungen-Wiederbelebung sowie das praktische Üben der mechanischen Maßnahmen des Freimachens der Atemwege, der Beatmung und der Thoraxkompression in einem entsprechenden Kursus: Herz-Lungen-Wiederbelebung an geeigneten Übungsmodellen.

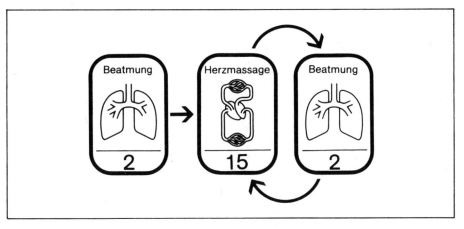

Abb. 35: Cardiopulmonale Reanimation: Ein-Helfer-Methode

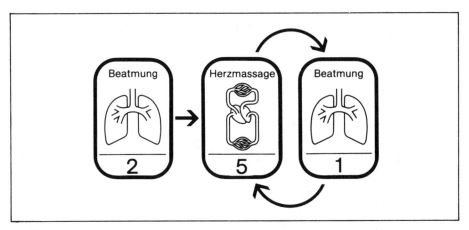

Abb. 36: Cardiopulmonale Reanimation: Zwei-Helfer-Methode

Repetitorium

a) Welches sind die drei Grundelemente der Herz-Lungen-Wiederbelebung (ABC der Reanimation)? (s. S. 59)

b) In welchem Verhältnis zueinander werden Beatmung und Herzdruckmassage bei der Wiederbelebung durch einen Helfer durchgeführt? (s. S. 62)

c) Was versteht man unter der Zwei-Helfer-Methode? (s. S. 63)

Notfallmedizinische
Maßnahmen

Teil 1

1.12
Augenfremdkörper

Akute Erkrankungen des Augapfels und der Anhangsorgane wie Tränendrüse, Lider usw. führen innerhalb kurzer Zeit zu erheblichen, oft endgültigen Minderungen der Sehkraft oder gar zum Verlust des Auges. Sofortiges Erkennen der Situation und Transport zu einem Augenarzt sind die wichtigsten Aufgaben des Ersthelfers. Während bei Verätzungen mit Säuren oder Laugen unmittelbar am Notfallort eine Behandlung (sofortige Spülung mit Wasser) begonnen werden muß, ist bei der ganz großen Mehrzahl der Notfälle mit Beteiligung des Auges für den Laien große Zurückhaltung für das Vorgehen angebracht, da ohne ausreichende Kenntnisse und Fertigkeiten und insbesondere in Ermangelung spezieller Hilfsmittel (Lampe, feinste Geräte) eine gutgemeinte Hilfe zu größeren Komplikationen führen kann.

Grundsätzlich sind eine ganze Reihe von Unfallmechanismen geeignet, eine Verletzung des Auges hervorzurufen. Staub-

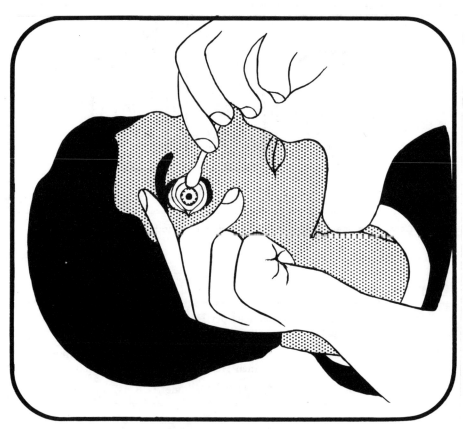

Abb. 37: Entfernung von Augenfremdkörpern

und Schmutzteilchen und insbesondere kleine Fremdkörper (Glassplitter, Metallpartikel, Holzfasern o. ä.) können zu einer Verletzung der Bindehaut des Augapfels oder zur Schädigung der Hornhaut führen. Bei entsprechender Energie können diese die Hornhaut durchschlagen und zu einer Verletzung des Augapfels (Glaskörper) führen, sogenannte peforierende Augenverletzungen.

Aufgrund der Vielfältigkeit der Schädigungsmechanismen und der Gefahr, durch ungeeignete Maßnahmen zusätzliche, schwerwiegende Komplikationen zu provozieren, sollte sich der Ersthelfer auf sehr wenige Handgriffe und Maßnahmen beschränken.

Ist auf der Bindehaut des Auges eindeutig ein kleiner Fremdkörper zu identifizieren, kann man versuchen, diesen vorsichtig, z. B. mit einem Wattestäbchen, zu entfernen. Läßt sich ein solches Partikelchen nicht abstreifen, sollte er belassen und der Patient unverzüglich dem Augenarzt vorgestellt werden (Abb. 37). Sehr häufig gelangen auch Fremdkörper unter die Lider (meist Oberlid) und können ohne genauere Kenntnis der Anatomie und Übung in der notwendigen Technik der Inspektion (Elektropionieren) vom Laien nicht risikolos entfernt werden.

Sinnvoll ist es bei all diesen Patienten durch einen beidseitigen Augenverband eine gewisse Ruhigstellung herbeizuführen und die weitere Abklärung und Behandlung dem Facharzt zu überlassen. Der Patient soll beruhigt und vorsichtig geführt zu einem Fahrzeug gebracht werden. In keinem Fall sollten irgendwelche Augensalben, Antibiotika oder gar Desinfektionsmittel aufgebracht werden, um keine zusätzliche Schädigung oder Erschwerung der Beurteilbarkeit herbeizuführen.

Statt dessen sollte jeder Patient mit Verletzungen oder anderen akuten Störungen der Funktion des Auges sofort einem Spezialisten vorgestellt werden, um kein Risiko einer Verschlimmerung oder gar bleibenden Schädigung der Sehkraft einzugehen.

Notfallmedizinische Maßnahmen

Teil 1

Repetitorium

Welche Maßnahme sollte bei jeder Augenverletzung zur Ruhigstellung während des Transportes zum Arzt durchgeführt werden? (s. S. 66)

1.13
Augenspülung

Die Erstbehandlung der Augenverätzung mit Säuren oder Laugen am Notfallort besteht vor allem in der sofortigen, intensiven Spülbehandlung am einfachsten mit Leitungswasser (Tab. 18). Dabei sollten zwei Dinge beachtet werden. Zum einen sollte die Spülung stets von innen nach außen, das heißt von der Nasenseite zum seitlichen Lidrand hin

Tab. 18

Augenspülung

Ziel:
Schnellmöglichste und umfassendste Entfernung chemisch schädigender Stoffe aus der betroffenen Region

Anwendung:
Ausreichend lange und ausgedehnte Spülung mit (körperwarmem) Leitungswasser

durchgeführt werden, um nicht das andere, primär nicht betroffene Auge durch herüberfließende Spülflüssigkeit zu gefährden. Zum anderen sollte das Auge dabei vorsichtig, entgegen der unwillkürlich vorhandenen Verkrampfung, aufgehalten werden. Dazu sollte sowohl das Unterlid als auch das Oberlid abgespreizt werden.
Idealerweise wird der Patient aufgefordert, während des Spülvorgangs in alle vier Himmelsrichtungen zu blicken, um auf diese Weise alle Augenabschnitte optimal zu erreichen und den größtmöglichen Spüleffekt zu erzielen (Abb. 38).
Insgesamt sollte am Notfallort mit mindestens einem Liter, besser mit größeren Flüssigkeitsmengen gespült werden, z. B. 1 l pro 10 Min. bis zum Nachlassen der Beschwerden. Zur Ersten Hilfe ist keine sterile Lösung erforderlich (ohnehin meistens nicht verfügbar), sondern es kann grundsätzlich jede nicht reizende Lösung benutzt werden. Am einfachsten wird hierzu (körperwarmes) Leitungswasser verwendet.
Wenn auch in der Vergangenheit wiederholt „Neutralisationstechniken" empfohlen wurden, sollten diese unterlassen werden. Nicht nur weil die Bereitstellung einer entsprechend geeigneten Lösung mit dem richtigen pH-Wert große Probleme und insbesondere Verzögerungen mit sich bringen würde. Wenn in älteren Erste-Hilfe-Fibeln bei einer Säureverätzung die Herstellung einer schwachen Lauge durch Hinzufügen einiger Milliliter einer Natriumbikarbonatlösung in ein Glas Wasser empfohlen wird, so geht das sicher an den Zielen einer schnellen und intensiven Spülungsbehandlung am Notfallort gänzlich vorbei.
In jedem Fall aber sollte die Ursache der Verätzung (Typ, pH-Wert, spezielle Eigenschaften der Lösung) registriert und dem weiterbehandelnden Arzt mitgeteilt werden.

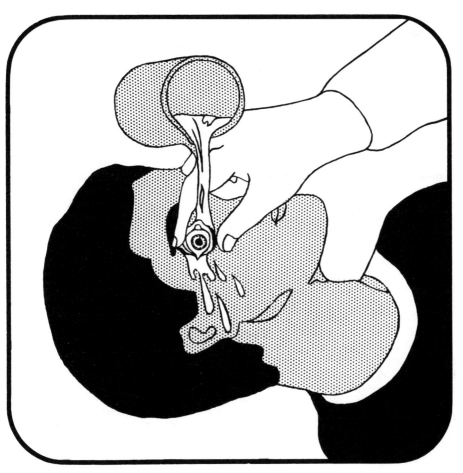

Abb. 38: Die Augenspülung

Repetitorium
Was ist die vorrangige Ersthelfermaßnahme bei einer Augenverätzung? (s. S. 67)

1.14 Betreuung

Jeder akute Notfall stellt für den Betroffenen eine Ausnahmesituation dar. Sei es, daß derjenige als Verkehrsteilnehmer in einen Unfall verwickelt ist und dabei verletzt wurde oder eine plötzliche Erkrankung die Gesundheit bedroht. Meist bestehen zusätzlich für den Patienten in Ursache erkennbare oder auch zunächst unerklärliche Schmerzen, die in einer Situation der Angst und Unsicherheit als besonders ausgeprägt und bedrohlich empfunden werden.

Jeder Betroffene ist in einer solchen Lage auf äußere Hilfe angewiesen, ob er das nun sofort in diesem Sinne erkennt oder nicht. Die individuelle Reaktion kann deshalb sehr unterschiedlich ausfallen. Nur durch systematisches, überlegtes und ruhiges Vorgehen seitens der Helfer kann der bestmögliche Weg zur Bewältigung der Situation gefunden und eingeschlagen werden.

Die Aufgabe des Laienhelfers besteht in der Erkennung der Situation als einer unmittelbaren Bedrohung der Gesundheit, eventuell sogar der Gefährdung für das Leben des Betroffenen. Die Einleitung einer ersten Hilfe im Sinne der Sicherung der Vitalfunktionen Atmung und Kreislauf und die Lagerung des Patienten in einer Position, die als Bestandteil der Behandlung und Prophylaxe von Komplikationen ausgerichtet sind, bilden die Voraussetzungen für die weiteren Maßnahmen.

Neben diesen rein auf die körperlichen Krankheitszeichen ausgerichteten Maßnahmen bedürfen aber auch die seelischen Veränderungen und Störungen unter Notfallbedingungen ausreichender Beachtung. Unruhe, Erregung, Angst, oder gar Todesbefürchtung sind bei allen Notfallpatienten, in Abhängigkeit von ihrer Persönlichkeitsstruktur und geprägt durch die aktuellen Beschwerdefaktoren, vorhanden. Sie können das vorliegende Krankheitsbild verstärken, häufig sogar dominieren und sich in Einzelfällen völlig verselbständigen. Damit stellt das Eingehen auf diese Symptome nicht nur eine den Komfort des Patienten erhöhende, ergänzende Behandlungsmaßnahme dar, sondern liefert häufig den entscheidenden Ansatzpunkt für die Besserung der Beschwerden

Tab. 19

Betreuung

Ziel:
- Verminderung der subjektiven, primären oder sekundären Beschwerden (wie Angst, Unruhe, Schmerzen)
- Besserung objektiv nachweisbarer Störungen (wie Atemnot, Herzklopfen)
- Verhinderung von Komplikationen (wie Herzrhythmusstörungen)

Anwendung:
Alle Notfallpatienten, bei denen primäre oder sekundäre psychische Alternationen festzustellen oder zu erwarten sind.

überhaupt. Das mitmenschliche, Aufeinander-Eingehen und -Zuhören („Droge Arzt"), ergänzt durch Medikamente (Sedativa, evtl. auch Analgetika), haben einen hohen Stellenwert in der Notfallmedizin und der Therapie durch den Arzt (Tab. 19).

Das zwischenmenschliche Gespräch

Im Mittelpunkt der Beziehung zwischen Notfallpatient und Ersthelfer steht deshalb richtigerweise das persönliche Gespräch. Nur auf diesem Wege läßt sich ein Vertrauensverhältnis aufbauen, in dessen Licht dann die übrigen Erste-Hilfe-Maßnahmen erfolgen und vom Patienten beurteilt werden. Es macht für ihn einen großen Unterschied, ob ein noch so gut ausgebildeter und engagierter Helfer ihm nach einem Unfall mit einem stark blutenden Unterschenkelbruch wortlos, unter Längszug am Bein den Bruch einrichtet und ihn anschließend mit einem gut wirksamen, weil fest angelegten Druckverband vor einem drohenden Kreislaufschock bewahrt, oder ob der Helfer sich zunächst zu dem Patienten setzt, dessen Hand ergreift, dabei nach dem Puls tastet, sich die akuten Beschwerden schildern läßt und anschließend die notwendigen Maßnahmen erklärt, bevor er zur Tat schreitet.

Die Schaffung einer ruhigen Atmosphäre z. B. durch Hinausschicken von Haustieren oder kleinen Kindern, die „Beschäftigung hektischer Ehepartner" mit dem Richten einer kleinen Reisetasche, aber auch die Information des Patienten über den bereits alarmierten Arzt können entscheidende Schritte in der adäquaten Bewältigung von Ausnahmesituationen sein. Dabei kommt dem Auftreten des Helfers, das ruhig, besonnen und zweckmäßig sein soll, besondere Bedeutung zu. Nicht selten hatten gerade ältere Mütter mit entsprechender Erfahrung in vielfältigen „Notfallsituationen" in solchen Fällen als erste den Überblick und waren für die Rettungssanitäter und Notärzte die besten Helfer.

Neben Notfällen, bei denen die körperlichen Beschwerden ganz im Vordergrund stehen und die persönliche Betreuung einen unterstützenden Charakter hat, sind im Alltag eine Vielzahl von vermeintlichen oder tatsächlichen Notfallsituationen durch psychische Alterationen bedingt. Hier gibt es für den Ersthelfer gute Hilfsmöglichkeiten, insbesondere dann, wenn er durch sein besonnenes Auftreten und seine einfühlende Gesprächsführung eine Grundlage für einen aufklärenden, beruhigenden, verstehenden und entspannenden Dialog schafft.

Zusammenfassend bleibt festzuhalten, daß neben den somatisch ausgerichteten Erste-Hilfe-Maßnahmen bei allen akuten Notfällen die adäquate psychische Betreuung des Patienten unverzichtbarer Bestandteil der Erstversorgung ist. Nur durch realistische Einschätzung des hohen Stellenwertes dieser Maßnahmen wird die Bedeutung und die Notwendigkeit „menschlichen Vorgehens" deutlich.

Notfallmedizinische Maßnahmen

Teil 1

Repetitorium

Welche vorrangigen Ziele hat die situationsgerechte, persönliche Betreuung des Notfallpatienten durch den Ersthelfer? (s. S. 79)

1.15
Schwerpunkte der Hilfeleistung bei Vergiftungen

Nach Schätzung des Bundesgesundheitsamtes liegt in Deutschland die Zahl der Personen mit akuten Vergiftungen auf dem Gebiet der alten Bundesländer in einer Größenordnung von 700 000 bis 900 000 Personen pro Jahr. In den Krankenhäusern werden etwa 80 000 Patienten mit schwerwiegenden Intoxikationen behandelt. Nach offiziellen Todesursachenstatistiken muß bei etwa 10 000 Personen eine Intoxikation letztendlich als Todesursache angenommen werden.

Ursachen gravierender Vergiftungsnotfälle sind neben den Alkoholintoxikationen in fast der Hälfte der Fälle Medikamente, insbesondere Sedativa und Hypnotika. Einen weiteren großen Anteil an der Gesamtzahl haben Intoxikationen mit Haushaltsmitteln, wie Reinigungs- und Lösungsmittel. Daneben sind Giftpflanzen bzw. Nikotinvergiftungen quantitativ von Bedeutung. Insbesondere Kinder im Alter von zwei bis drei Jahren haben einen hohen Anteil an der Gesamtzahl Intoxikierter, wobei hier Haushaltsmittel und Medikamente den weitaus größten Prozentsatz stellen.

Im Vordergrund der Erstversorgung von Patienten mit Vergiftungen steht, wie immer im Rahmen der Erstversorgung, die Sicherung der Vitalfunktionen. Die Ermittlung der Ursache einer akuten und schwerwiegenden Störung von Atmung und Kreislauf tritt gegenüber den primär rein symptomatischen Behandlungsansätzen zunächst in den Hintergrund. Die als „Lebensrettende Sofortmaßnahmen" bezeichneten Vorgehensweisen und Techniken zum Freimachen und Freihalten der Atemwege einschl. der Beatmung und ggf. der Unterstützung der Herz-Kreislauffunktion stehen auch bei Patienten mit Intoxikationen in der Akutphase für den Ersthelfer (wie für den Notarzt) ganz im Vordergrund.

Während die Basismaßnahmen zur Erstversorgung von Notfallpatienten unspezifisch auf die Sicherung einer ausreichenden Sauerstoffaufnahme und CO_2-Abgabe in der Lunge sowie die adäquaten Kreislaufverhältnisse ausgerichtet sind, ist bei einer Reihe von Intoxikationen durch Einsatz spezieller Medikamente eine Stabilisierung und Besserung des Zustandes des Patienten möglich. Dies setzt eine (vorläufige) Diagnose voraus, die bei Intoxikierten vor allem die folgenden Fragen zu klären hat:

1. Was wurde inhaliert, eingenommen, injiziert?
2. Wann geschah dies?
3. Wieviel war es?

Diese Daten sind in jedem Fall zu ermitteln, unabhängig davon, ob sich daraus für den Ersthelfer bereits erkennbare Konsequenzen für das weitere Vorgehen ergeben.

Neben rein symptomatischen Maßnahmen wird man dem Einsatz von „Gegengiften" eine hohe Priorität bei der Behandlung von Vergiftungspatienten einräumen wollen. Ein Blick in die Statistik zeigt aber, daß dieser theoretisch bestechende Ansatz der Aufhebung der Wirkung eines Stoffes durch Anwendung von Antidota in der Praxis eine völlig untergeordnete Rolle spielt.

Betrachtet man die Einsätze des Notarztdienstes Ulm/Donau, der neben einer Stadt von etwas über 100 000 Einwohnern eine ausgedehnte ländliche Region versorgt, so wurden in neun Jahren (1983 bis 1991) rund 17 900 Patienten versorgt. 913 Einsätze (5,5%) erfolgten wegen akuter

Intoxikationen. Insgesamt wurde im Beobachtungszeitraum 18mal (1,9% der Patienten mit Intoxikationen bzw. 0,001% aller Notarzteinsätze) im Rahmen der Erstversorgung vor Ort oder während des Transportes in die Klinik ein Antidot eingesetzt. Dabei hatte Atropin zur Behandlung von Patienten mit Phosphorsäureester-Vergiftungen mit sechs Nennungen den größten Anteil. Je dreimal wurden Biperiden bei Neuroleptikaüberdosierung, Physostigminsalicylat bei Patienten mit gravierenden Herzrhythmusstörungen durch trizyklische Antidepressiva und der Antagonist Naloxon bei Verdacht auf Opiatwirkung gegeben.

Wenn auch die Zahlen unseres mehr kleinstädtischen Ulmer Bereiches z. B. wegen der geringen Zahl an Opiatintoxikationen insgesamt und vor allem für großstädtische Räume nicht als repräsentativ bezeichnet werden können, so erlauben sie doch einen gewissen Einblick in die Häufigkeit oder besser Seltenheit des Einsatzes spezifischer Substanzen und Antidota im Rahmen der Erstbehandlung außerhalb des Krankenhauses. Aus praktischer Sicht erscheinen detaillierte Kenntnisse über die Wirkung einzelner Substanzen für den Ersthelfer weniger wichtig, da auch Apotheker kaum einmal in diesem Zusammenhang gefordert sein werden.

Etwas anders stellt sich unserer Ansicht nach die Situation dar, wenn man die in einer Apotheke notwendigen Kenntnisse bezüglich der Durchführung von Erste-Hilfe-Maßnahmen durch Pharmazeuten und hier beschäftigte Mitarbeiter betrachtet. Angesichts der doch relativ häufigen Konstellation, daß sich Personen mit akuten Beschwerden an einen Apotheker wenden, scheint uns die Notwendigkeit immer dringender zu werden, daß jeder hier Tätige entsprechende Kenntnisse haben muß, um sich nicht auf die Beratung in der Anwendung von Medikamenten beschränken zu müssen, sondern in Nofallsituationen mit den einfachen Hilfsmaßnahmen konkret Hand anlegen zu können.

Repetitorium

Welche Informationen sind bei Patienten mit (Verdacht auf eine) Intoxikation neben den typischen Erstbefunden möglichst einzuholen? (s. S. 71)

Teil 2

Notfallsituationen

2.0
Grundsätzliche Überlegungen zur Hilfeleistung: Apotheker(-innen) können helfen!

Akute Notfälle können sich jederzeit am Arbeitsplatz, in der Freizeit oder unterwegs ereignen. Nicht nur Verletzungen nach Unfällen im Straßenverkehr sind hier zu bedenken. Auch eine Vielzahl von Erkrankungen kann innerhalb kürzester Zeit eine so schwerwiegende Störung der Funktion aller Organe bewirken, daß eine qualifizierte, sofort einsetzende Hilfe erforderlich wird.

Im folgenden sollen einleitend und exemplarisch anahnd einer ausführlichen Fallbeschreibung aus unserem Rettungsdienstbereich die Ansatzpunkte für die Möglichkeiten der Hilfeleistung durch Apotheker bzw. die Mitarbeiter aufgezeigt und weitergehende Vorschläge zur Übernahme von Funktionen der Rettungskette durch Apotheker dargestellt werden.

Notfallsituation

An einem Mittwoch vormittag betritt eine jüngere Frau mit ihrem Kinderwagen aufgeregt den Verkaufsraum einer Apotheke, die sich in einem Komplex verschiedener Geschäfte am Rande eines Wohngebietes am Stadtrand befindet. Sie bittet „sofort Hilfe zu rufen, da dort vorne etwas passiert sei". Die Apothekeninhaberin bittet die junge Mutter um nähere Angaben, die diese aber nicht geben kann, da sie selbst nur andere Passanten gehört habe, die Hilfe angefordert hätten.

1. Glied der Rettungskette: Notfallerkennung

Die Apothekerin begibt sich daraufhin mit einer Mitarbeiterin nach draußen, um

nähere Informationen für eine aussagekräftige Notfallmeldung zu erhalten. Es kommt ihnen eine andere, ebenfalls sehr erregte Frau entgegen, die berichtet, daß um die Hausecke herum „ein Mann besinnungslos umgefallen sei".

2. Glied der Rettungskette: Notfallmeldung

Die Apothekerin weist nun eine ihrer Mitarbeiterinnen an, sofort bei der örtlichen Rettungsleitstelle (unter der auf dem Notizbrett neben dem Telefonapparat angegebenen Notfallnummer) anzurufen und unter Nennung der genauen Adresse die Situation zu schildern. Anschließend solle sie sich im Geschäft zur Verfügung halten. Sie selbst läuft mit der zweiten Kollegin zum Notfallort, um ihre Hilfe anzubieten.

3. Glied der Rettungskette: Lebensrettende Sofortmaßnahmen

Sie findet einen ca. 60jährigen Mann auf dem Pflaster liegend vor. Seine Ehefrau hockt weinend neben ihm auf dem Boden und fordert ihn verzweifelt auf, die Augen zu öffnen. Mehrere Personen stehen tatenlos um sie herum.

Die Pharmazeutin hat sich in der Vergangenheit wiederholt mit Fragestellungen der Ersten Hilfe beschäftigt und hat auch in Begleitung ihrer Mitarbeiterinnen diesbezügliche Fortbildungsveranstaltungen besucht. Sie erkennt, daß der Mann offensichtlich nicht auf Ansprache reagiert. Er sieht blaß aus. Die Lippen sind bläulich verfärbt. Atembewegungen sind nicht sichtbar. Sie bittet die Frau, etwas zur Seite zu rücken. An der Halsschlagader ist kein Puls tastbar. Auch nach Überstrecken des Kopfes und Vorziehen des Unterkiefers kommt keine Spontanatmung in Gang. Damit hat sie die Kardinalsymptome des Atem- und Kreislaufstillstandes festgestellt.

Sie bittet daraufhin einen der Umherstehenden, zu ihrer Apotheke zu laufen und ihrer Mitarbeiterin zu sagen, sie möge die Rettungsleitstelle nochmals anrufen und davon unterrichten, daß es sich um einen Patienten mit „Kreislaufstillstand" handele.

Ihre Kollegin hat inzwischen den Mann in eine flache Rückenlage gebracht und dann einen weiteren Passanten gebeten, die Beine des Mannes etwas anzuheben. Sie beginnt nun mit der Herzdruckmassage, während ihre neben dem Kopf knieende Chefin mit der Atemspende beginnt.

Sie führen eine klassische Herz-Lungen-Wiederbelebung im Sinne der Zwei-Helfer-Methode in einem Rhythmus von jeweils fünf Herzdruckmassagen und einer Beatmung durch. Alle zwei bis drei Minuten wird erneut geprüft, ob an der Halsschlagader ein patienteneigener Puls tastbar wird.

Da sich der Notarzt zu diesem Zeitpunkt noch in der Klinik auf der Intensivstation bei der Übergabe eines anderen Notfallpatienten befindet, verzögert sich sein Eintreffen. Er erreicht den Notfallort etwa dreizehn Minuten nach Eintreffen des Anrufes in der Leitstelle, somit etwa eine Viertelstunde nach Eintritt des Ereignisses.

Da die Durchführung der Wiederbelebungsmaßnahmen, insbesondere der Herzdruckmassage über längere Zeiträume, erhebliche Anforderungen an die körperliche Konstitution stellt, versuchen die beiden Ersthelferinnen mehrfach, weitere Helfer zu gewinnen. Da sich aber alle anwesenden Männer und Frauen nicht als hierzu in der Lage erklären, gelingt es ihnen nicht, eine (vorübergehende) Ablösung zu erhalten. Sie behelfen sich mit mehrmaligem Wechseln ihrer

Funktion, da während der Durchführung der Atemspende eine gewisse Erholung von der anstrengenden Thoraxkompression möglich ist.

4. Glied der Rettungskette: Rettungsdienst

Der eintreffende Notarzt findet den Patienten tief bewußtlos, ohne Spontanatmung und pulslos vor. Im sofort abgeleiteten EKG ist Kammerflimmern sichtbar. Der erste Versuch einer elektrischen Defibrillation mißlingt. Die Rettungssanitäter übernehmen sofort die Weiterführung der Basismaßnahmen der Reanimation. Der Patient wird vom Notarzt endotracheal intubiert und mit reinem Sauerstoff beatmet. Es wird ein venöser Zugang gelegt und eine Infusion angeschlossen. Erst nach mehrmaliger Gabe von Adrenalin und weiteren „Elektroschocks" gelingt es, wieder eine wirksame Eigenaktion des Herzens zu erzielen. Nach Stabilisierung der Herzfunktion und unter Weiterführung der Beatmung wird der Patient zum Fahrzeug gebracht. Während der Fahrt in die Klinik treten Herzrhythmusstörungen auf, die sich medikamentös eindämmen lassen.

5. Glied der Rettungskette: Krankenhaus

Der Mann wird kreislaufstabil, kontrolliert beatmet im Krankenhaus den weiterbehandelnden Ärzten der Intensivstation übergeben. Im dort angefertigten EKG mit zwölf Ableitungen sind die Zeichen eines großen Hinterwandinfarktes erkennbar. Es wird sofort eine Herzkatheteruntersuchung durchgeführt und eine (letztlich erfolgreiche) Behandlung zur Auflösung des die Herzkranzarterie verschließenden Gerinnsels begonnen.

Der Mann kann am späten Abend des nächsten Tages nach Wiedereinsetzen einer ausreichenden Eigenatmung extubiert werden. Die folgenden Tage sind von einem sog. Durchgangssyndrom, einer Phase von geistiger Verwirrung und fehlender zeitlicher und örtlicher Orientierung geprägt. Nach fünf Tagen ist er wieder in gutem körperlichen Zustand und kann auf eine Normalstation verlegt werden. Nach unkompliziertem weiterem Verlauf der Akutphase wird er in eine Anschlußheilbehandlung überwiesen.

Weiterer Verlauf

Nach einer insgesamt viermonatigen Behandlung kehrt er nach Hause zurück. Er ist nach eigenem Bekunden wieder im Vollbesitz seiner geistigen und körperlichen Kräfte und kann seiner zuvor ausgeübten Tätigkeit nachgehen. Seine Ehefrau bemerkt hin und wieder eine Verlangsamung der Auffassungsgabe und eine gewisse Stimmungslabilität bei ihm. Ansonsten sei er „wieder ganz der Alte".

Fazit

Bei kritischer Würdigung des Ablaufes dieser Notfallsituation bleibt festzustellen, daß das erfreuliche Endergebnis nur durch das beherzte und gekonnte Vorgehen der beiden Ersthelfer möglich wurde. Man muß davon ausgehen, daß die Maßnahmen des Notarztes und seiner Assistenten nur dadurch erfolgreich sein konnten, daß in der relativ langen Primärphase durch die Elementarmaßnahmen der kardiopulmonalen Reanimation ein Minimalkreislauf und eine entsprechende Versorgung der Organe mit Sauerstoff gesichert wurde. Bei Verzögerungen der Hilfeleistung um mehrere Minuten, wie es wohl auch hier ohne Eingreifen der Apothekerin und ihrer Mitarbeiter der Fall gewesen wäre, muß mit irreversiblen Schädigungen gerechnet werden, die auch durch eine anschließende Maximaltherapie durch den Notarzt bzw. in der Klinik nicht wiedergutzumachen sind.

In den beiden zurückliegenden Jahrzehnten erfolgte in Deutschland eine grundsätzliche Veränderung in der Konzipierung und Durchführung der Ersten Hilfe nach Eintreten akuter Notfälle. Es gelang in dieser Zeit, nicht nur auf der Grundlage aktueller wissenschaftlicher Erkenntnisse über die Entstehung und den Verlauf lebensbedrohlicher Erkrankungen und Verletzungen die Aufgaben der Soforthilfe besser zu analysieren, sondern auch die sich daraus ergebenden Behandlungsansätze mit den jeweiligen Prioritäten wurden neu definiert und systematisiert. Neue Behandlungsverfahren und Methoden erschlossen erweiterte und verbesserte Möglichkeiten, eine Lebensbedrohung abzuwenden, und modifizierten den Behandlungsauftrag für Ärzte und Rettungssanitäter, aber auch für jeden Ersthelfer.

Das Rettungswesen ist auf dem Gebiet der alten Bundesländer heute auf einem Stand, um den es vielfach vom Ausland beneidet wird. Trotzdem sterben täglich Patienten, weil sie in der Primärphase nicht rechtzeitig oder nicht sachgerecht Hilfe erhalten haben.

Das Schicksal von Notfallpatienten entscheidet sich häufig schon am Ort des Unfalls oder des Eintretens der akuten Erkrankung. 10% dieser Patienten können gerettet werden und eine Vielzahl von Ihnen vor weiterem Schaden bewahrt werden, wenn zu diesem Zeitpunkt durch einfache Erste-Hilfe-Maßnahmen dazu beigetragen würde, den fatalen Ausgang zu verhindern oder den geschädigten Organismus vor typischerweise drohenden Komplikationen und einer weiteren Verschlechterung zu bewahren.

Der Schwerpunkt der Ersten Hilfe hat sich auf der Grundlage der notfallmedizinischen Erkenntnisse grundsätzlich von den traditionellen Maßnahmen — Anlegen von Verbänden, Schienungen etc. — zu den sogenannten „Lebensrettenden Sofortmaßnahmen" hin verschoben. Diese müssen bei unmittelbarer Lebensgefahr schon im ersten Augenblick in Angriff ge-

Notfallsituationen

Teil
2

nommen werden, so z. B. bei einer Bewußtlosigkeit, bei Atemstörungen oder bei schweren Blutungen. Für diesen Zeitraum aber wird der reguläre Rettungsdienst auch bei maximalem Ausbau „mit einer Rettungswache in jedem Ort oder Stadtteil" noch nicht zur Verfügung stehen können. Es kann und muß ausschließlich der in den entsprechenden Maßnahmen ausgebildete Ersthelfer eingreifen.

Zu dieser Ausbildung eignen sich vor allem die von den Hilfsorganisationen angebotenen und in den letzten Jahren sehr stark überarbeiteten acht Doppelstunden umfassenden Erste-Hilfe-Kurse. Ziel einer solchen Ausbildung ist es, die Grundlagen für ein Vorgehen zu legen, wie es in der beschriebenen Situation gezeigt wurde. Es geht vorrangig darum, den Ersthelfer zu befähigen, eine Notfallsituation als solche zu erkennen, durch eine Sachgerechte Notfallmeldung weitere qualifizierte Helfer herbeizurufen und die Zeit bis zu deren Eintreffen gegebenenfalls durch lebensrettende Sofortmaßnahmen zu überbrücken. Falsch ist sicher die Annahme, daß durch die inzwischen funktionierenden Rettungs- und Notarztdienste mit entsprechender Besatzung und Ausrüstung die Notwendigkeit einer qualifizierten Ausbildung der Gesamtbevölkerung in der Ersten Hilfe nicht mehr bestünde. Vielmehr gilt nach wie vor das Konzept der Rettungskette, die insgesamt nur so stark sein kann, wie ihr schwächstes Glied.

Pharmazeuten und Assistenzberufe als Ersthelfer

Apotheker und ihre Mitarbeiter haben eine Vielzahl von Eigenschaften, die sie als Ersthelfer geradezu prädestinieren. Zum einen haben sie durch ihre Aus- und Fortbildung bzw. ihre Tätigkeit weit überdurchschnittliche Kenntnisse in biologischen und medizinischen Fakten. Sie haben anders als die Mehrheit der Bevölkerung eine in ihrer Ausbildung integrierte Erste-Hilfe-Ausbildung absolviert, so daß hier günstige Vorraussetzungen für eine gezielte Weiterbildung und Auffrischungskurse gegeben sind.

Aus großen Untersuchungen weiß man, daß sich mehr als zwei Drittel aller Notfälle auf Straßen, Plätzen oder anderen allgemein zugänglichen Orten mit hohem „Publikumsverkehr" ereignen. Apotheken sind typischerweise gerade hier lokalisiert, so daß man zumindest zur allgemeinen Geschäftzeit davon ausgehen kann, daß nach Eintreten eines Notfalls in der Nachbarschaft einer Apotheke innerhalb kürzester Zeit Hilfe geleistet werden kann.

Beachtet man daneben den Umstand, daß gerade vom Pharmazeuten als „medizinischem Beruf" eine Hilfe in Notfallsituationen erwartet wird, ergibt sich eine hohe Wahrscheinlichkeit, daß die Mitarbeiter im Notfall gezielt von Passanten alarmiert werden. So konnten wir im Notarztdienstbereich in Ulm und dem umliegenden Landkreis feststellen, daß neben Arztpraxen gerade Apotheken weit überdurchschnittlich oft als „Meldestelle" eines akuten Notfalls in Erscheinung traten. Dies war, einer repräsentativen Recherche nach, nicht nur durch das persönliche Engagement der hier tätigen Personen bedingt, die sich anders als andere Berufsgruppen gezielt um die Bewältigung von Notfallsituationen bemühten, sondern beruhte vor allem darauf, daß die Bevölkerung gerade vom Apotheker eine qualifizierte Hilfe erwartete und ihn deshalb auch im Einzelfall darauf ansprach. Daß Apotheken durch ihre Notdienstverpflichtungen auch oft außerhalb der üblichen Geschäftszeiten besetzt sind, sei hier ergänzend angemerkt und kann ihre mögliche Funktion als „Hilfeposten" nur unterstreichen.

Aus den genannten Umständen heraus ergibt sich der Vorschlag, durch Etablierung der Apotheken im Sinne von Erste-Hilfe-Stützpunkten zum Ausbau der Rettungskette beizutragen. Auch der hierdurch erreichbare Imagegewinn darf nicht unterschätzt werden. In einer Bevölkerung, die sich bei Notfällen (meist zu schnell) überfordert fühlt und derartige soziale Aufgaben gerne an andere delegiert, wird ein solches Netz von Hilfsstellen sehr schnell identifiziert und in Anspruch genommen. Stichworte wie **Apotheker können helfen** und die Ausweisung der Geschäftsräume als geeignete Meldepunkte bei Notsituationen scheinen angesichts der Kürze der für gezielte Erstmaßnahmen zur Verfügung stehenden Zeit sinnvoll.

Daß es sich bei der beschriebenen Situation nicht um einen Einzelfall handelt, wird in den folgenden Fallbeschreibungen offensichtlich. Sie können nur die praktische Bedeutung der hier dargestellten Überlegungen unterstreichen.

Notfallsituationen

Teil 2

2.1
Mann liegt krampfend am Boden

Notfallsituation

Ein aufgeregter Passant betritt eine in der Fußgängerzone gelegene Apotheke und berichtet, daß in unmittelbarer Nähe „ein Mann auf der Straße liege, der schreie und röchele und sofortige Hilfe benötige".

Die anwesende Besitzerin der Apotheke und eine Assistentin begleiten daraufhin den Mann zum Notfallort, einem stadtbekannten Treffpunkt Wohnsitzloser und häufig alkoholabhängiger Personen.

Notfalldiagnostik

Sie finden, umringt von einer größeren Menschenmenge, einen etwa 40jährigen Mann auf dem Boden liegend. Lippen, Ohrläppchen und Hände sind auffällig blau verfärbt. An der Lippe blutet es etwas aus einer „Schürfwunde", Arme und Beine des Mannes sind krampfhaft angebeugt.

Er reagiert nicht auf Ansprache oder Berührung (Schütteln). Die Atmung ist unregelmäßig und „gepreßt". Der Puls am Handgelenk ist gut tastbar (Frequenz etwa 80/min).

Ein offensichtlich Alkoholisierter gibt an, daß „der sicher wieder markiere". Bereits vor einigen Wochen hätte er „so eine Schau abgezogen". „Man müsse nur abwarten, bis er sich ausgeschlafen habe."

Ein anderer Mann gibt an er habe „plötzlich zu schreien begonnen" und sei dann „wie vom Blitz getroffen umgefallen" und habe „so rumgezuckt".

Auf Nachfragen wird festgestellt, daß bisher niemand den Rettungsdienst verständigt hat. Die Apothekerin schickt daraufhin die Helferin zurück, mit der Maßgabe alle angeführten Befunde über die Notfallnummer an die Rettungsleitstelle zu melden und um einen Rettungswagen zu bitten.

Erste-Hilfe-Maßnahmen

Sie selbst bringt, unter Mithilfe weiterer Passanten, den Mann in eine stabile Seitenlage, überstreckt den Kopf, zieht den Unterkiefer nach vorne, sichert so freie Atemwege und verhindert das Eindringen von Blut oder Erbrochenem in das Bronchialsystem und die Lunge.

Bei genauerem Hinsehen erweist sich die „Schürfwunde" an der Zunge als eine Bißverletzung, welche sich der Patient im Krampfanfall offensichtlich selbst zugefügt hat. Am Hinterkopf findet sich außerdem eine Schwellung im Sinne eines Blutergusses, ohne daß es zu einer offenen Verletzung gekommen wäre.

Erweiterte Maßnahmen

Durch Unterlegen einer Jacke und Wegrucken von einer Hauswand wird er vor Auskühlung bzw. vor weiteren Eigenverletzungen geschützt, die er sich bei erneuten Krämpfen zuziehen könnte.

Die Apothekerin überwacht kontinuierlich Atmung (Atemtiefe, Atemfrequenz, Regelmäßigkeit) und Herz-Kreislauf-Funktion (Pulstastbarkeit, Pulsfrequenz, Regelmäßigkeit).

Weiterer Verlauf

Nach etwa 10 Minuten trifft ein mit zwei Rettungssanitätern besetztes Fahrzeug ein. Zu diesem Zeitpunkt haben die Krämpfe praktisch völlig aufgehört. Arme und Beine sind erschlafft, auch der Kieferkrampf ist verschwunden. Die Atmung hat sich normalisiert und die Blaufärbung ist rückläufig.

Gemeinsam wird der Mann auf die Trage gehoben und auch hier in eine stabile Seitenlage gebracht.

Nachdem die Apothekerin den Hergang berichtet und der Patient ins Fahrzeug getragen ist, wird er in die internistische Aufnahmestation der örtlichen Klinik gebracht.

Krankheitsbild: Zerebrale (epileptische) Krampfanfälle

Zerebrale Krampfanfälle sind eine der häufigsten neurologischen Störungen, die zu einer akuten Notfallsituation führen können. Prinzipiell kann jeder Mensch bei einer Vielzahl von Krankheiten oder Situationen, auch wenn sie primär nicht das Nervensytem betreffen, einen epileptischen Anfall erleiden. Genannt seien insbesondere Schädelverletzungen (oft wenig eindrucksvolle, unterschätzte stumpfe Prellungen des Kopfes, bei denen sich im Schädelinnern eine Blutung oder später eine Narbe ausbildet), Hirntumoren, Entzündungen der Hirnhäute und des Gehirns, Durchblutungsstörungen und vor allem Vergiftungen (akut – chronisch), insbesondere mit Alkohol und Medikamenten.

In der Behandlung vorrangig ist die Sicherung der Atemfunktion durch Freihalten der Atemwege und der Schutz vor Verletzungen.

Diese in der ganz großen Mehrzahl der Patienten auf wenige Minuten beschränkten Krampfanfälle sind typischerweise von einer „Nachschlafphase" gefolgt. Da bei Eintreffen des Rettungssanitäter bzw. des Notarztes der Anfall im eigentlichen Sinne meistens schon beendet ist, sind diese auf die genaue Be-

Zerebraler Krampfanfall

Notfallsituation:
Etwa 40jähriger Mann liegt bewußtlos, krampfend auf der Straße

Zeichen:
■ Keine Reaktion auf Ansprache oder äußere Reize
■ Unregelmäßige gepreßte Atmung mit Blaufärbung von Lippen, Ohrläppchen und Fingerspitzen (Zyanose)
■ Verkrampfung von Armen und Beinen in Beugestellung, oft nach Initialschrei und zuckender – klonischer – Bewegungsphase

Probleme:
■ Gefahr des Erstickens durch Verlegung der Atemwege z. B. durch die nach hinten gesunkene Zunge, Erbrochenes, Fremdkörper im Mund-Rachen-Raum, Blutung
■ Sturzverletzungen, insbesondere des Schädels

Erste-Hilfe-Maßnahmen:
■ Stabile Seitenlage
■ Überstrecken des Kopfes
■ Freimachen der Atemwege
■ Schutz vor Eigenverletzung
■ Alarmierung des Rettungsdienstes
■ Schutz vor Wärmeverlust

Nicht geeignet:
■ Rückenlage
■ Versuche, die Verkrampfungen mechanisch zu durchbrechen
■ Person sich selbst und/oder der fraglichen Hilfeleistung anderer Freunde, Kollegen überlassen.
■ Abqualifizierung einer hilflosen Person zum „besoffenen Penner, der seine Lage selbst zu verantworten habe" (wörtliches Zitat von Passanten)

obachtung und die Angaben der Augenzeugen und Ersthelfer zum Hergang angewiesen. Alle Informationen zur Vorgeschichte, zur Entwicklung und zum Verlauf des Notfalls sind deshalb von diagnostischem und differentialtherapeutischem Interesse. Stürzte die (z. B. alkoholisierte) Person und krampfte nach einigen Minuten (Verdacht auf Sturzverletzung mit Hirnschädigung) oder kam es während eines Krampfanfalls zu einem Sturz (Verdacht auf epileptische Ursache).

Eine invasive, medikamentöse Therapie erübrigt sich in der Mehrzahl der Patienten. Der Notarzt wird jedoch in jedem Fall zum Ausschluß einer ursächlichen/begleitenden Hypoglykämie eine Blutzuckerbestimmung durchführen und einen venösen Zugang legen, um bei eventuell erneut auftretenden Krampfzeichen sofort medikamentös eingreifen zu können.

Von Bedeutung dagegen erscheint der Hinweis auf die Vermeidung einer Rückenlage (Atemwegsverlegung) sowie die Gefahr der Erzeugung schwerwiegender Verletzungen beim Versuch, die muskulären Verkrampfungen gewaltsam zu durchbrechen.

Besonders problematisch ist das Versagen jeder Hilfeleistung angesichts der häufig desolaten sozialen Verhältnisse der Betroffenen. In jedem Fall muß ein epileptischer Anfall als ein potentiell lebensgefährlicher Notfall angesehen und die wenigen notwendigen Maßnahmen bis zum Eintreffen des Rettungsdienstes eingeleitet werden.

2.2
Säugling mit Krampfanfall

Notfallsituation

Eine Angestellte der Apotheke, junge Mutter eines acht Monate alten Kleinkindes, wird am späten Samstagvormittag von der den Kleinen versorgenden Großmutter angerufen, daß „mit dem Kind etwas nicht in Ordnung sei".

Sie berichtet den übrigen Mitarbeitern, daß ihr Sohn bereits seit mehreren Tagen stark Durchfall habe und vereinzelt auch erbrechen müsse. Sie sei jetzt sehr besorgt und bittet darum, nach Hause gehen zu dürfen.

Kurze Zeit später kehrt sie mit dem Kind auf dem Arm an ihren Arbeitsplatz zurück und berichtet aufgeregt, daß er „ganz benommen sei und unterwegs fürchterlich gekrampft habe".

Notfalldiagnostik

Der Apotheker sieht das apathische Kind auf dem Arm der Mutter. Es ist auffallend schlaff und reagiert nicht auf Zuwendung. Die Haut ist blaßgrau verfärbt und „schrumpelig-trocken" verändert. Die Augen liegen tief in den Höhlen. Auch die Mundschleimhaut ist sehr trocken. Der Rumpf fühlt sich heiß an. Die Mutter berichtet, daß sie versucht habe, den Hausarzt zu erreichen, dabei aber nur einen Hinweis auf die Telefonnummer der Rettungsleitstelle erhalten habe.

Ein Säugling bzw. Kleinkind besitzt im Vergleich zum Erwachsenen einen wesentlich größeren Extrazellulärraum und tauscht diesen innerhalb von 48 Stunden einmal aus, ein Vorgang, der beim Erwachsenen viele Tage erfordert. Auch ein nur mäßiges Defizit zwischen Zufuhr und Verlusten (über Urin, Stuhl und Schwitzen usw.) kann zu erheblichen Ungleichgewichten und Fehlverteilungen im Körper eines kleinen Kindes führen. Anhaltendes Erbrechen und/oder ausgeprägte Durchfälle können deshalb innerhalb kurzer Zeit einen Flüssigkeitsmangel (Volumenmangelschock) und/oder ein Elektrolytkoma durch extra-intrazelluläre Konzentrationsgradienten verursachen.

Wasser- und Elektrolytverluste, Bluteindickung und Mikrozirkulationsstörungen führen zur Zellschädigung mit Zentralisation des Kreislaufes, akutem Nierenversagen, Krampfanfällen und münden letztlich ins Kreislaufversagen, wenn nicht adäquat eingegriffen wird.

Erste-Hilfe-Maßnahmen

Die Maßnahmen des Apothekers bestehen primär in einer Beruhigung der Mutter und in der Alarmierung des Notarztes. Hierzu werden die oben angegebenen Befunde der Notfalldiagnostik dem Disponenten in der Rettungsleitstelle mitgeteilt, der die sofortige Alarmierung des Notarztes zusichert.

Auf die Gabe von Medikamenten in der Zwischenzeit bis zum Eintreffen des Notarztes wurde im vorliegenden Fall, nicht zuletzt wegen der Unsicherheiten über notwendige Dosierungen, verzichtet. Die vom Apotheker erwogene Gabe von Diazepam-Suppositorien zur Krampfdurchbrechung wurde aber letztlich, korrekterweise, unterlassen, da sie ohnehin kaum sicher wirksam sind.

Auf den Versuch, dem Kleinen etwas einzuflößen, wird richtigerweise ebenfalls verzichtet, da bei einer Bewußtseinsstörung niemals etwas über den

Notfallsituationen

Teil 2

Mund zugeführt werden sollte (Störung bzw. Aufhebung der Schutzreflexe mit Gefahr der Aspiration) und außerdem die Resorption angesichts des schweren Krankheitsbildes (Erbrechen, Zentralisation) sehr fraglich wäre.

Erweiterte Diagnostik

Der Notarzt untersucht das Kind und kann im wesentlichen die vom Apotheker bereits festgestellten Befunde bestätigen. Der ausgeprägte Flüssigkeitsverlust äußert sich in der Störung der Gewebedurchblutung (graue Hautfarbe), der trockenen, in Falten abhebbaren Haut (Exsiknose) und der eingesunkenen großen Fontanelle. Der schnelle, kaum tastbare Puls ist Hinweis auf den Flüssigkeitsmangel im Sinne des Volumenmangelschocks. Das Kind wirkt schwer krank und die notwendige Behandlung wird symptomorientiert unmittelbar am Notfallort begonnen.

Notärztliche Behandlung

Ganz im Vordergrund der notärztlichen Therapie steht die Schaffung eines venösen Zuganges, die Bestimmung des Serumblutzuckerspiegeles (Ausschluß einer Hypoglykämie als Krampfursache) und die Infusion von Flüssigkeit (initial 10 bis 20 ml Ringer-Lactat-Lösung/kg KG und h). Auch die Abklärung einer möglicherweise vorliegenden Intoxikation ist insbesondere bei etwas älteren Kindern Bestandteil der (klinischen) Erstdiagnostik. Angesichts der fortbestehenden Krampfreizung werden fraktioniert kleinere Dosen von Diazepam IV. appliziert.

Das Kind wird anschließend unter kontrollierten Bedingungen unter kontinuierlicher Überwachung der Vitalfunktionen in die örtliche Kinderklinik gebracht.

Säuglingstoxikose

Notfallsituation:

Ein acht Monate altes Kleinkind leidet seit Tagen an einem fieberhaften Infekt mit Erbrechen und häufigen Durchfällen. Es trinkt kaum mehr und wird zunehmend apathisch und beginnt zu krampfen.

Problem:

Durch ausgeprägte Flüssigkeitsverluste (Erbrechen/Durchfall) besteht für Säuglinge und Kleinkinder die Gefahr eines Volumenmangelschokkes sowie des wasser- und elektrolytstörungsbedingten Komas (Säuglingstoxikose). Kreislaufstörung und Krampfanfälle sind Ausdruck der Mikrozirkulationsstörung bzw. der zellulären Schädigung im Gehirn.

Zeichen:
- Übelkeit, Erbrechen
- Trinkunlust
- Apathie, Schläfrigkeit
- livide Hautfarbe
- stehende Hautfalten
- trockene Schleimhäute
- halonierte Augen
- Krämpfe

Erste-Hilfe-Maßnahmen:
- Beruhigung
- Notarztalarmierung
- Temperaturgerechte Kleidung

Nicht geeignet:
- Einflößen von Getränken
- Medikamentengabe zur Krampfdurchbrechung
- Aktive Kühlmaßnahmen

Krankheitsbild: Krampfanfälle im Kindesalter

Rein statistisch gesehen tritt bei 4% aller Kinder mindestens einmal ein Krampfanfall auf. Überwiegend handelt es sich um Ereignisse, die nicht primär durch eine akute Erkrankung oder Schädigung des Gehirns direkt bedingt sind, sondern um die „Mitreaktion" dieses Organs im Rahmen einer allgemeinen Erkrankung. Häufigste Ursache bei Säuglingen und Kleinkindern ist eine Infektion (z. B. im Magen-Darm-Bereich), die zu einem Flüssigkeitsverlust und zu Störungen des Zellstoffwechsels geführt hat. Auch der Abfall des Blutzuckerspiegels unter einen kritischen Wert (etwa 45 mg%) oder eine Intoxikation kann akut einen Krampfanfall provozieren.

Der typische Ablauf dieser symptomatischen Anfälle hat eine initiale Phase, in der Arme und Beine mehr oder weniger symmetrisch zunächst zuckende Bewegungen ausführen (klonische Phase), die später in eine Beugestarre (tonische Phase) übergeht. Nach fünf bis zehn Minuten verfällt das Kind dann meist in eine Nachschlafphase, in der es praktisch nicht erweckbar und die Muskulatur schlaff entspannt ist. Während des Anfalles kommt es zum muskulär bedingten Atemstillstand, weshalb die kleinen Patienten mit ihren relativ geringen Sauerstoffreserven schnell blau Anlaufen. Der Ablauf ist also primär nicht von einem organisch bedingten epileptischen Anfall zu unterscheiden.

Prinzipiell kann jeder Krampfanfall zu einer akuten Lebensbedrohung werden, da die Kinder nicht nur durch die Ursache des Krampfanfalles, z. B. einen abnorm niedrigen Blutzuckerspiegel mit Ernährungsstörung der (Gehirn-)Zellen, sondern auch durch die Komplikationen, insbesondere hinsichtlich der Atmung (Sauerstoffmangel, Atemwegsverlegung, Erbrechen mit dem Risiko des Eindringens von Fremdkörpern in die Atemwege), Sturzverletzungen usw. gefährdet sind.

Die wichtigste Hilfsmaßnahme durch den Laien, aber auch durch den Rettungssanitäter und Notarzt ist deshalb die Sicherstellung der Vitalfunktion Atmung. Vorrangig ist das Freimachen der Atemwege durch vorsichtiges, mäßiges Überstrecken des Kopfes nach hinten und Vorziehen des Unterkiefers, um die beim Bewußtlosen zurücksinkende Zunge aus dem Rachenraum, den sie sonst verschließen würde, zu befördern.

Besonders günstig ist eine Seitenlage bei diesen Patienten, da dann auch evtl. im Mund befindlicher Schleim ablaufen kann. Darüber hinaus muß das Kind vor Eigenverletzungen, welche es sich im Krampfanfall zuziehen könnte, geschützt werden. Dabei sollten niemals die muskulären Verspannungen gewaltsam durchbrochen werden, sondern lediglich zusätzliche Schädigungen verhindert werden.

Die notärztliche Behandlung wird auf die rasche Durchbrechung eines anhaltenden Krampfanfalles ausgerichtet sein. In den meisten Situationen sistieren die Krampfaktivitäten spontan. Die intravenöse (alternativ: rektale) Gabe von Diazepam ist in der Praxis ein häufig geübtes Vorgehen, wenn z. B. bei einem Fieberkrampf (Körpertemperatur über 38,5 °C) vorausgehende einfache physikalische Maßnahmen (kalte Umschläge, Wadenwickel) keine (ausreichende) Wirkung haben. Hat das Kind eine normale oder gar herabgesetzte Körpertemperatur, ist es vor (weiterer) Auskühlung durch Einhüllen in eine Decke zu schützen.

Grundsätzlich gilt es, von vornherein bei jedem unerwarteten Krampfanfall an eine (zunächst unbemerkte) Vergiftung (z. B. Tabletten, Haushaltsreiniger, Lösungsmittel usw.) zu denken. Eine ärztliche Vorstellung ist stets angezeigt, wobei meist eine stationäre Beobachtung notwendig ist, insbesondere wenn es sich um ein Erstereignis handelt, das selten Frühzeichen einer organischen Hirnschädigung sein könnte.

Notfallsituationen

Teil 2

2.3
Junge Frau bewußtlos aufgefunden

Notfallsituation

Eine erst seit kurzem in der Apotheke beschäftigte, sehr in sich gekehrte junge Frau wird an einem Montag vormittag, an dem sie sich noch einsilbiger als üblich gegeben hat, auf dem Fußboden der Toilette liegend aufgefunden.

Notfalldiagnostik

Sie reagiert nicht auf Ansprache. Auch auf kräftiges Schütteln gibt sie keine Antwort. Auf Schmerzreize (Armzwicken) stöhnt sie leise und zieht den betroffenen Arm weg.

Erste-Hilfe-Maßnahmen

Während eine Mitarbeiterin über Notruftelefon eine Notfallmeldung an die örtliche Feuerwehr abgibt wird die Bewußtlose von den übrigen Mitarbeitern mit vereinten Kräften aus der Toilette getragen und von einer aktuell in Erster Hilfe ausgebildeten Kollegin in eine improvisierte Seitenlage gebracht.
Nach Weiterschaltung des Notrufes von der Feuerwehreinsatzzentrale an die örtliche Rettungsleitstelle werden von dem dort tätigen Disponenten neben der Frage nach dem genauen Notfallort gezielt zusätzliche Informationen über den aktuellen Zustand der Patientin (Vitalfunktionen Atmung und Kreislauf) abgefragt.
Da die telefonierende Kollegin in der Aufregung zunächst nur sehr unvollständig Auskunft geben kann, rufen ihr die anderen Mitarbeiter die relevanten Befunde zu:

- tiefe Bewußtlosigkeit;
- erhaltene Atmung (Atemfrequenz etwa 12/min.);
- keine Blauverfärbung der Lippen;
- am Arm schlecht, an der Halsschlagader gut tastbarer Puls (Pulsfrequenz etwa 100/min.);
- kein Hinweis auf Verletzungen.

Auf der Grundlage dieser Information wird der Notarzt alarmiert.
Dieser trifft kurze Zeit später am Notfallort ein und findet eine etwa 20jährige bewußtlose Frau mit erhaltener Atmung und flachem, tachykardem Puls vor. Der Blutdruck liegt bei 100/55 mm Hg.

Weiterer Verlauf

Zur Vorgeschichte wird berichtet, daß die junge Frau offensichtlich seit längerem Partnerprobleme hat, die insbesondere nach freien Wochenenden auf ihre Stimmung eingewirkt hätten. Eine genaue Durchsuchung der Toilettenräume fördert dann auch ein offensichtlich zum Tablettenauflösen benutztes Glas zutage, an dem noch weißliche Medikamentenreste sichtbar sind. Dieses wird dem Notarzt mitgegeben, um ggf. einen qualitativen Nachweis in Frage kommender Substanzen vornehmen zu können. Leere Medikamentenschachteln o. ä. sind trotz intensiver Suche nicht aufzufinden.
Die Patientin wird auf der Trage des Rettungswagens in stabile Seitenlage gebracht. Sie erhält über eine Nasensonde Sauerstoff. Während dieser Manipulation beginnt sie sich spontan zu bewegen. Bei der Venenpunkton zieht sie gezielt den Arm weg. Die Blutzuckerbestimmung zeigt unauffällige Werte.
Die junge Frau wird unter kontinuier-

Medikamentenvergiftung

Notfallsituation:
Etwa 20jährige junge Frau (Mitarbeiterin in der Apotheke) wird bewußtlos auf dem Fußboden in der Toilette aufgefunden.

Zeichen:
- Keine Reaktion auf (laute) Ansprache, Berührung (Schütteln), dosierte Schmerzreize (Zwicken)
- erhaltene Atemfunktion
- keine Blaufärbung von Lippen, Ohrläppchen, Fingerspitzen
- schneller, flacher Puls
- keine Verletzungszeichen.

Probleme:
- Durch die äußeren Arbeitsbedingungen: Vielzahl möglicher Ursachen akuter Vergiftungen mit unterschiedlichen Auswirkungen auf Bewußtseinslage, Atmung, Kreislauf und andere Organfunktionen
- Durch Beeinträchtigung der Gehirnfunktion (Bewußtseinstrübung, Verlust der Schutzreflexe) besteht die Gefahr der Störung der Vitalfunktionen (Atemwegsverlegung, zentraler Atemstillstand, Kreislaufversagen)
- Häufig Kombination mehrerer Substanzen und/oder mit Alkohol.

Erste-Hilfe-Maßnahmen:
Überprüfung der Vitalfunktionen:
- Bewußtseinslage (Tiefe der Bewußtseinsstörung)
- Atemtätigkeit (Atemtiefe, Atemfrequenz, Blauverfärbung, Blässe)
- Herz-Kreislauf-Funktion (Pulsqualität, Pulsfrequenz, Regelmäßigkeit)
- Verletzungszeichen (Prellmarken, Wunde, Blutung)

- Freimachen der Atemwege (Kopf überstrecken, Unterkiefer vorziehen, evtl. Fremdkörper, Erbrochenes entfernen)
- Freihalten der Atemwege (stabile Seitenlage)
- Bei nicht ausreichender Eigenatmung oder Atemstillstand: Beatmung (Atemspende)
- Schockprophylaxe und -behandlung (Flach-, ggf. Seitenlage)
- Ggf. Versorgung von Verletzungen (z. B. durch Sturz)
- Wärmeerhaltung.

Weitere Maßnahmen:
- Notarztalarmierung durch aussagekräftige Notfallmeldung
- Suche nach Tablettenresten, -schachteln usw., Behältern mit Chemikalien, Lösungsmitteln, Pflanzenschutzmitteln, Unkrautvernichtern u. ä.
- Blutdruckmessung.

Nicht geeignet:
- Rückenlage
- Fehlende Beachtung einer Atemstörung und/oder Kreislaufstörung
- Kaltes Abbrausen oder Übergießen mit Wasser
- Abfrottieren, Massieren
- Gabe von Riechsalz oder ähnlich „anregenden Substanzen"
- Auslösen von Erbrechen (z. B. durch hypertone Kochsalzlösung, Ipecac, Apomorphin)
- Gabe von Medikamenten zur Steigerung der Ausscheidung von Urin, z. B. Furosemid (Lasix®)
- Gabe von Substanzen zur Auslösung von Durchfällen, z. B. Glaubersalz.

Notfallsituationen

Teil 2

licher Überwachung von Atmung, Puls, Blutdruck und EKG und nach Anlegen einer Infusion (Ringer-Lactat-Lösung: 500 ml/h) in das örtliche Krankenhaus gebracht.

Krankheitsbild: Beruhigungs-Schlafmittel-Intoxikation

Durch die speziellen Arbeitsbedingungen in einer Apotheke muß bei akuten Bewußtseinsstörungen besonders mit einer Intoxikation als Ursache gerechnet werden. Neben Medikamenten aller Art, wobei aufgrund der pharmakologischen Kenntnisse z. T. extrem hohe Dosen (Vielfaches der sog. Letaldosen) eingenommen werden, sind alle Laborchemikalien sowie alle sonstigen in der Apotheke erreichbaren Substanzen als ursächlich mit zu beachten.

Die in diesem Zusammenhang am häufigsten beteiligten Substanzen aus der Gruppe der Benzodiazepin-Tranquilizer, besitzen akut, glücklicherweise, keine speziellen, über die zentrale Depression hinausgehenden organspezifischen Schädigungseigenschaften.

Verstärkt und kompliziert wird in der Praxis die Wirkung zentral wirksamer Substanzen jedoch häufig durch Überlagerung einer Alkoholintoxikation. Besonders die Kombination mehrerer zentralnervös angreifender Medikamente hat gravierende Auswirkungen auf die Atem- und Kreislauffunktion mit akuter vitaler Gefährdung durch Atemstillstand, Aspiration und Schock.

Die Behandlung der Schlaf-Beruhigungsmittel-Vergiftung außerhalb der Klinik beschränkt sich auf rein symptomatische Maßnahmen zur Sicherung der Vitalfunktionen. Das Freimachen der Atemwege durch Überstrecken des Kopfes und Vorziehen des Unterkiefers ist vorrangig wichtig. Das Entfernen von Fremdkörpern aus den Atemwegen, z. B. gelockerte Zahnprothesen, schließt sich ggf. an. Das Freihalten der Atemwege durch eine stabile Seitenlage sichert die Maßnahmen ab. Auch eine Schocklage mit angehobenen Beinen kann sinnvoll und notwendig sein, wenn es durch die medikamentenbedingte Weitstellung der Blutgefäße bzw. durch direkte Dämpfung der Herzleistung zum Blutdruckabfall gekommen ist.

Ungeeignet zur Erstbehandlung vor Ort sind alle Maßnahmen, welche die Vitalfunktionen nicht ausreichend erfassen (Unterschätzung einer Atem- und/oder Kreislaufstörung), diese nicht sichern (z. B. Rückenlage mit der Gefahr der Atemwegsverlegung) oder zusätzlich beeinträchtigen (ungeeignete Manipulationen wie Abbrausen, Abfrottieren usw.).

Auch die Gabe von Medikamenten im weitesten Sinne (bewußtseins-, atem-, kreislaufanregende Mittel, „Antidota") ist nicht nur in der ganz großen Mehrzahl der Patienten unwirksam, sondern stellt eine stets zusätzliche Belastung und Gefährdung dar, da sie die ohnehin belastete Sauerstoffbilanz durch Erhöhung der Stoffwechselaktivität weiter verschlechtern würde.

Auch Substanzen zur Förderung der Ausscheidung über Niere und Darm (Milch, Öl o. ä.) sind im außerklinischen Bereich nur in Ausnahmesituationen in der Hand des Notarztes angebracht und sicher nicht Bestandteil der Behandlung durch den Ersthelfer.

Niemals sollte Bewußtseinsgetrübten oder Bewußtlosen etwas eingeflößt werden, da wegen der gedämpften oder erloschenen Schutzreflexe (Husten) die Atemwege nicht ausreichend vor dem Eindringen von Fremdkörpern bewahrt sind und eine zusätzliche Lungenschädigung die Folge sein könnte.

2.4
Zuckerstoffwechselstörung bei einer Diabetikerin

Notfallsituation

Während des Bereitschaftsdienstes am frühen Samstagabend betritt eine seit Jahren bekannte, insulinpflichtige Diabetikerin die Apotheke. Die als relativ indolent bekannte Frau berichtet, sich schon den Tag über nicht wohl gefühlt zu haben. Möglicherweise sei „das neue Insulin schlecht".

Notfalldiagnostik

Auf genaueres Nachfragen hin berichtet sie „wieder mal" im Krankenhaus gewesen zu sein, wo man „den Zucker habe einstellen müssen". Seit gestern wäre sie wieder zu Hause. „Das alte Insulin solle sie nicht mehr nehmen (bekanntermaßen war es ein konventionelles Retardpräparat), sondern nur noch das „Neue", das sie am Vortage in dieser Apotheke gekauft habe. Schon im Krankenhaus wäre die Blutzucker- und auch die Blutdruckeinstellung schwierig gewesen, die Ärzte hätten aber gesagt, „sie würde sich schon daran gewöhnen".
Die ansonsten phlegmatische Frau ist auffallend unruhig und zittrig, schwitzt auch etwas, wirkt insgesamt ungewöhnlich nervös. Auf die Frage nach der aktuellen Insulinbehandlung gibt sie an, heute am Vormittag „ihre" Dosis wie üblich gespritzt zu haben. Gegessen habe sie „nicht viel", weil sie sich insgesamt unwohl gefühlt habe.
Der Apotheker mißt Puls (104/min., regelmäßig) und Blutdruck der Patientin (170/90 mm Hg). Er vermutet anhand der Symptome und der aktuellen Vorgeschichte eine akute Blutzuckerstoffwech-selstörung im Sinne einer Hypoglykämie.

Erste-Hilfe-Maßnahmen

Er bereitet der Frau daraufhin aus etwa 200 ml Flüssigkeit mit 100 g Glukose eine hochkonzentrierte Lösung, welche die Frau trinken solle. Er vermeidet dabei richtigerweise die Verwendung von Saccharose, da hierbei einerseits vor der Resorption zunächst eine Spaltung im Darm erfolgen muß (verzögerter Wirkungseintritt) und darüber hinaus, bei entsprechend disponierten Personen (Fruktoseintoleranz), eine Verschlechterung des Zustandes resultieren könnte.
Zusätzlich benachrichtigt er den ärztlichen Bereitschaftsdienst und bittet um eine Untersuchung und „Weiterführung" der Behandlung.

Krankheitsbild:
Akute Hypoglykämie

Während das Auftreten von spontanen Hypoglykämien (Blutzuckerwert unter 45 mg/dl) bei ansonsten Gesunden ein seltener Notfall ist, zählen derartige Zustände bei Patienten mit Diabetes mellitus und unter Therapie mit oralen Antidiabetika (Typ Glibenclamid) oder Insulin zu den häufigsten akuten Störungen überhaupt. Von Bedeutung ist dabei, daß bei schlecht eingestellten Diabetikern Zeichen der Unterzuckerung schon bei wesentlich höheren Blutzuckerkonzentrationen (60 bis 80 mg/dl) auftreten können, während Gesunde deutlich niedrigere Werte (unter 30 mg/dl) zum Teil völlig symptomlos tolerieren können.

Hypoglykämie

Notfallsituation:

55jährige, stark übergewichtige, insulinpflichtige Diabetikerin klagt über „Unwohlsein", nachdem in den letzten zwei Wochen stationär eine Neueinstellung des Diabetes mellitus erfolgt ist.

Zeichen:

- Unruhe
- Zittern
- Schwächegefühl
- schnelle Atmung
- schneller, gut tastbarer Puls

Probleme:

Durch Dosierungsirrtümer (kürzliche Neueinstellung) oder Diätfehler:

Abfall des aktuellen Blutzuckerspiegels unter das individuell notwendige Niveau (z. B. unter 50 bis 60 mg/dl) mit nachfolgender Beeinträchtigung der Organ- und Zellfunktion (Schwäche, Bewußtseinsstörung, Übelkeit, Erbrechen).

Erste-Hilfe-Maßnahmen:

- Erkennen der Situation durch Information über die Tatsache der Grunderkrankung
- kapilläre, gegebenenfalls venöse Blutzuckerbestimmung (orientierender „Stix"), wenn die Patienten das notwendige Instrumentar besitzen und üblicherweise ihre Einstellung so überwachen
- Vermeidung von körperlicher Aktivität
- Hinlegen lassen
- Gabe von leicht resorbierbaren Kohlenhydraten (z. B. 200 ml Traubenzukkerlösung mit mind. 50 bis 100 g Glukose)
- Arztvorstellung

Nicht geeignet:

- Erneute Gabe von Insulin
- Zufuhr von lediglich geringen Mengen Fruchtsaft oder kaum gesüßtem Tee
- Saccharosegabe
- Banalisierung der Beschwerden

Die akute Hypoglykämie wird nicht von ungefähr als ein „Symptom-Chamäleon" bezeichnet. Auch Zustände, die primär nicht an eine Zuckerstoffwechselstörung denken lassen (verzögertes Aufwachen nach Alkoholexzeß, unklare Bauchschmerzen, akute Psychosen, Kopfschmerzen, Krampfanfälle) sind häufig durch Hypoglykämien bedingt oder kompliziert.

Die Zeichen der Unterzuckerung sind einerseits durch die Aktivierung des sympathischen Nervensystems (Unruhe, Zittern, Schwitzen, Herzklopfen), andererseits durch den Glukosemangel der üblicherweise ausschließlich auf diese Energiequelle angewiesenen Hirnzellen bedingt. Die Folge sind Kopfschmerzen, Denk- und Verhaltensstörungen, Bewußtseinstrübung und gegebenenfalls Krämpfe. Dabei bereitet aber die Vielfältigkeit der Ausprägung der Symptome nicht selten diagnostische Schwierigkeiten.

Bewährt hat sich in diesem Zusammenhang im Notarztdienst die Vorgehensweise bei allen primär unklaren Situationen und insbesondere bei solchen mit Störungen der Bewußtseinslage eine semiquantitative Blutzuckermessung kapillären oder venösen Blutes mittels Blutzuckerteststreifen durchzuführen.

Nachdem in den letzten Jahren vermehrt Diabetiker, die auf konventionelle Weise nur schlecht einzustellen waren, mit tragbaren Insulininfusionspumpen ausgestattet wurden, muß auch bei diesen Personen an eine entsprechende Notfallsituation gedacht werden.

Die kausale Behandlung der nachgewiesenen oder vermuteten Hypoglyhämie besteht in der schnellstmöglichen oralen (mindestens 50 bis 100 g) oder intravenösen (mindestens 20 bis 50 g) Glukosezufuhr unter Vermeidung eines weiteren Blutzuckerabfalls durch Ruhigstellung (Hinlegen lassen). Eine ärztliche Abklärung und Weiterbehandlung ist in jedem Fall notwendig und muß gegebenenfalls unter stationären Bedingungen erfolgen.

Für den Patienten fatal kann eine Mißdeutung oder Unterschätzung der bedrohlichen Stoffwechselstörung sein. Während sich ein Coma diabeticum erst allmählich entwickelt und praktisch nie eine unmittelbare Lebensbedrohung per se darstellt (lediglich die sekundären Folgen der Bewußtlosigkeit sind hier relevant), bedarf jede Hypoglykämie gezielter und schneller Therapie.

Merkregel: Was sich langsam entwickelt, wird langsam behandelt, was innerhalb kurzer Zeit entstanden ist, fordert kurzfristige Therapie.

Notfallsituationen

Teil
2

2.5
Starke Rückenschmerzen

Notfallsituation

Ein etwa 55jähriger Mann betritt die Apotheke und bittet um Verkauf eines stark wirksamen Schmerzmittels. Auf die Frage nach seinen konkreten Beschwerden gibt er barsch zurück, daß die Aufgabe eines Apothekers darin bestehe, „unter starken Schmerzen leidenden Menschen Medikamente zu verkaufen", und nicht darin zu sehen sei, „dumme Fragen zu stellen".

Der offensichtlich sehr erregte Mann faßt sich immer wieder in die rechte Flanke. Er nimmt dann doch das Angebot an, sich einen Moment niederzusetzen. Dabei fällt ein etwas humpelnder, schleppender Gang auf.

Vorgeschichte

Er berichtet, daß er seit mehreren Jahren an Kreuzschmerzen leide und deshalb auch mehrfach schon Ärzte verschiedener Fachrichtungen aufgesucht habe, die ihm aber „nicht geholfen hätten".

Er gibt an, daß er seit dem frühen Morgen massivste Rückenschmerzen habe, die „weit über das hinausgingen, was er in den letzten Jahren hätte erdulden müssen".

Notfalldiagnostik

Auf die Frage, ob die Schmerzen auf die Kreuzregion beschränkt seien, berichtet er, daß sie bis in das Gesäß und in die Tiefe des Oberschenkels ausstrahlten. Auch an der Außenseite des Fußes sei es zunehmend zu einem Kribbeln und Pel-

zigkeitsgefühl gekommen, „wie beim Zahnarzt nach der Betäubungsspritze".

Erste-Hilfe-Maßnahmen

Der Apotheker erkennt die Bedeutung der von dem Mann geschilderten Symptome als mögliche Zeichen eines akuten Bandscheibenvorfalles, die eine unmittelbare ärztliche Vorstellung notwendig machen.

Nach Besprechung der Situation und Einwilligung des Mannes beauftragt er eine seiner Assistentinnen einen in der weiteren Nachbarschaft niedergelassenen Arzt für Orthopädie telefonisch zu unterrichten. Dieser bittet den Apotheker einen Krankenwagen zu bestellen und den Mann in das von ihm belegärztlich betreute Krankenhaus zu bringen.

Der Patient wird von der Krankenwagenbesatzung vorsichtig flach auf dem Rücken auf der Transporttrage gelagert und komplikationslos in das Krankenhaus gebracht. Nach Abklärung der Beschwerden durch eine differenzierte ärztlich-neurologische und radiologische Untersuchung wird der Patient noch am gleichen Tag in eine neurochirurgische Klinik verlegt und operiert.

Insgesamt zeigt diese Schilderung die Bedeutung und die Möglichkeiten einer frühzeitigen und korrekten Weichenstellung durch den speziellen Ersthelfer: Apotheker.

Krankheitsbild: Akuter Bandscheibenvorfall

Patienten mit Schädigungen der Zwischenwirbelscheiben (Bandscheiben) leiden unter plötzlich auftretenden Rük-

Bandscheiben-
vorfall

Notfallsituation:
Ein 55jähriger Mann bittet um Abgabe eines starken Schmerzmittels zur selbständigen Behandlung von Rückenschmerzen.

Zeichen:
Die Schmerzen strahlen vom Rücken in das Gesäß aus und sind deutlich stärker als die seit Jahren bekannten, immer wieder aufgetretenen Beschwerden. Zusätzlich bestehen motorische (Gehbeschwerden) und sensible (Kribbeln und Pelzigkeitsgefühl) neurologische Störungen.

Erste-Hilfe-Maßnahmen:
■ Vermeidung jeder körperlichen Belastung (Heben, Tragen)
■ Flache Rückenlage auf harter Unterlage
■ Sachliche Information über die notwendige Abklärung durch einen Arzt
■ (Fach-)Arztvorstellung

Nicht geeignet:
■ Schmerzbekämpfung ohne weitere ärztliche Abklärung
■ Bagatellisierung aller neu auftretenden neurologischen Störungen und Ausfälle

Ober- und Unterschenkel versorgenden Nerven, strahlen die Beschwerden aus.
Durch die Degeneration des festen, bindegewebigen Ringes, welcher den weicheren Kern der Zwischenwirbelscheibe umgibt, kommt es unter Belastung zum Heraustreten von Material und nachfolgend zur Kompression der empfindlichen, hier verlaufenden Nervenbündel. Dabei kann es einerseits zu Lähmungserscheinungen kommen, nämlich dann, wenn motorische, d. h. die Beinmuskulatur innervierende Fasern im besonderen beeinträchtigt sind. Andererseits ist bei Schädigung der sensiblen Nervenanteile vorrangig mit Gefühlsstörungen oder Mißempfindungen im entsprechenden, oft weit peripher liegenden Versorgungsgebiet des Nerven zu rechnen. Dadurch können auch unwillkürliche Verkrampfungen und Muskelzittern in einzelnen Körperabschnitten verursacht sein, die dem Patienten primär nicht erklärbar sind.
Typisch für Rückenschmerzen, die vom Skelett bzw. vom Muskelapparat des Rückens ausgehen, sind Beschwerden, die relativ plötzlich im Rahmen von physikalischen Belastungen (Bücken, Heben usw.) beginnen. Sie sind meist einseitig betont und strahlen vom Rücken ausgehend in die Flanke, ggf. in das Gesäß und Bein aus. Ein weiteres, relativ typisches Zeichen ist die Zunahme der Beschwerden, eventuell sogar die Unmöglichkeit, in Rückenlage das gestreckte Bein von der Unterlage abzuheben. Charakteristisch sind oft isolierte Ausfälle bestimmter Muskeln, z. B. der Zehenheber oder die Oberschenkelbeugemuskulatur. Besondere Alarmzeichen sind Störungen der Blasen- und Mastdarmfunktion (Urin- und/oder Stuhlverhalten).
Die definitive Diagnose kann meist erst auf der Grundlage gezielter Röntgenaufnahmen bzw. spezieller radiologischer Untersuchungstechniken (Computertomogramm, Kontrastmitteldarstellung) erfolgen.
Die Erstbehandlung durch den Laien ist

ken- respektive Beinschmerzen, die häufig von chronischen Vorläufern mit geringerem Ausmaß angeführt worden sind. Unfälle mit direkter Schädigung der Region durch Stoß, Schlag o. ä. sind untypisch.
Der klassische „Hexenschuß" tritt in der mittleren oder unteren Lendenwirbelsäule („im Kreuz") auf und ist durch lokale Schmerzen bedingt. Aufgrund des Verlaufes der hier entspringenden, den

vor allem auf die Vermeidung weiterer Komplikationen ausgerichtet. Flache Rückenlage auf harter Unterlage ist am günstigsten. Eine Nackenrolle ist dabei selbstverständlich erlaubt. Die Anwendung von Wärme in der betroffenen Region wird meist als angenehm empfunden. Häufig trägt auch das Unterlegen eines Kissens unter Knie und Oberschenkel zur Linderung der Beschwerden bei.

Eine sofortige (fach-)ärztliche Vorstellung ist selbstverständliche Weiterführung der Erstbehandlung durch den Laienhelfer. Zu vermeiden sind abrupte Lagewechsel, die für den Patienten subjektiv sehr unangenehm sein können. Ruhiges, systematisches Vorgehen durch den Helfer sichert den günstigsten Handlungsablauf.

2.6
Eine Frau kann nicht mehr durchatmen

Notfallsituation

Eine 45jährige, seit Jahren in der Apotheke beschäftigte Mitarbeiterin, klagt über Unwohlsein, Druck in Bauch und Brust und starke Atemnot. Sie setzt sich an das geöffnete Fenster im Laborraum und ihre Kolleginnen schauen wenige Minuten später wieder nach ihr. Sie zittert am ganzen Körper, ist sichtlich erregt. Sie berichtet „nicht durchatmen" zu können. Außerdem sei ihr „schwindelig". Zusätzlich würde es „in den Lippen, den Händen und Füßen zunehmend kribbeln". Sie ist blaß, die Lippen sind rosig, die Hände auffällig verkrampft.

Notfalldiagnostik

Sie atmet tief, etwa 30mal/min. Die Pulsfrequenz beträgt 120 Schläge/min. Die Herzschlagfolge ist regelmäßig. Der Blutdruck liegt bei 130/85 mmHg.

Weitere Angaben

Zur Vorgeschichte gibt sie an, schon mehrfach „solche Zustände" gehabt zu haben. Charakteristischerweise wäre es meist nach „aufregenden Situationen in der Familie". Es begänne mit Bauchschmerzen und Durchfall und würde sich manchmal bis zu Beschwerden der aktuellen Art steigern. Sie hätte von ihrem früheren, jetzt nicht mehr tätigen Arzt, für solche Situationen AT 10®-Perlen erhalten, die ihr dann nach einiger Zeit meist auch geholfen haben. Deshalb habe sich auch schon zwei dieser Kapseln eingenommen.

Erste-Hilfe-Maßnahmen

Während sich die übrigen Kolleginnen wieder ihrer Arbeit zuwenden, bleibt eine ihr besonders vertraute Mitarbeiterin bei der Frau und betreut sie. Ein ruhiges Gespräch „von Frau zu Frau", die Aufforderung ganz ruhig zu bleiben und vor allem langsam zu atmen, lassen die Beschwerden nach einer Zeit von etwa 10 Minuten völlig verschwinden.
Auf die aktuelle Hinzuziehung des Arztes wird angesichts der Besserung des Zustandes und der Erkenntnis über die Ursache (innerer Erregungszustand durch familiäre Belastungen mit Entwicklung eines Hyperventilationssyndroms) verzichtet.
Die beschriebene Situation zeigt, daß nicht der hektische Ruf nach einem Notarzt immer die richtige Reaktion sein muß, sondern das besonnene Vorgehen auf der Grundlage gefestigter Kenntnisse in der Beurteilung von Notfallpatienten den bestmöglichen Weg zur Bewältigung von Ausnahmesituationen darstellt.

Krankheitsbild: Hyperventilationssyndrom

Im Gegensatz zur echten Calciummangel-Tetanie (z. B. Zustand nach Schilddrüsenoperation mit Entfernung der Nebenschilddrüsen) kommt es durch eine über den Bedarf hinausgehende Atemtätigkeit zur verstärkten CO_2-Abrauchung mit Alkalisierung des Blutes. Die „Rechtsverschiebung" des Gleichgewichts von $H^+ + HCO_3^- \leftrightarrow H_2O + CO_2$ bezeichnet man als respiratorische (= atembedingte) Alkalose. Der nachfolgende, pH-abhängige Abfall des Serum-

Hyperventilationssyndrom

Notfallsituation:

45jährige Frau klagt über starke Atemnot, Unwohlsein, Schwindel, Kribbeln in Händen und Füßen.

Sie gibt an, bereits früher (unter psychischer Belastung) öfter solche Beschwerden gehabt zu haben. Sie habe deshalb auch ein Medikament erhalten (AT10®).

Probleme:

Grundsätzlich ist bei allen Formen von akuter Atemnot an schwerwiegende Störungen der Atemwege und der Lunge (Asthma bronchiale, Lungenembolie) und des Herz-Kreislaufsystems (z. B. Herzrhythmusstörungen, Herzinfarkt, Herzmuskelschwäche) zu denken. Davon abzugrenzen sind psychisch oder vegetativ ausgelöste Zustände von Atemnot.

Zeichen:

- Atemnot („Nicht durchatmen können")
- Unruhe, Angst
- Engegefühle in der Brust
- Kribbeln in Lippen, Fingern und Füßen
- Beugekrämpfe der Hände
- Schneller Puls
- Rosige Gesichtsfarbe
- Häufig jüngere Frauen betroffen

Erste-Hilfe-Maßnahmen:

- Beruhigung
- Gespräch (Ablenkung)
- Ernstnehmen der Beschwerden, ohne sie zu dramatisieren
- Aufforderung, bewußt langsam und nicht so tief (12 bis 15mal/min.) zu atmen.
- Hinzuziehung des Hausarztes/ärztlichen Bereitschaftsdienstes bei Beschwerden, die über 15 bis 20 Minuten anhalten oder sich dramatisch verstärken; außerdem jede Form von Zuständen von Atemnot, die mit einer Blauverfärbung (Zyanose von Lippen oder Fingerspitzen) verbunden sind
- Anempfehlung einer weiteren psychologisch-psychotherapeutisch-ärztlichen Untersuchung und Betreuung zur Abklärung von Ursachen und Behandlungsmöglichkeiten

Nicht geeignet:

- Vage Äußerungen oder Befürchtungen über mögliche Ursachen der Beschwerden (Stigmatisierung)
- Vernachlässigung der auslösenden, psychischen/familiären Probleme nach Abklingen der Beschwerden (Chronifizierung)

spiegels an „physiologisch wirksamen", ionisiertem Calcium zugunsten des „unwirksamen" eiweißgebundenen Anteils führt zu den typischen Symptomen des Hyperventilationssyndroms, die einem akuten relativen Calciummangel entsprechen.

Die früher häufiger praktizierte Behandlung mit Vitamin-D-Analogen (AT 10®) beruhte auf der Überlegung, daß bei dem Hyperventilationssyndrom die Situation eines definitiven Calciummangelzustandes bestünde. Auch die intravenöse Gabe von Calciumsalzen beruht auf diesen Überlegungen.

Viel sinnvoller jedoch ist die kausale Behandlung dieser psychogen ausgelösten Hyperventilation mit Aufhebung der respiratorischen Alkalose durch Beruhigung des Patienten und bewußte Senkung der Atemfrequenz und Atemtiefe, die ggf. auch medikamentös z. B. durch

Gabe von Sedativa unterstützt werden kann. Die vielfach empfohlene Rückatmung in eine Plastiktüte ist zwar grundsätzlich sinnvoll (Anstieg des CO_2-Gehaltes der Atemluft), erfordert aber vom Helfer eine sehr einfühlsame Vorgehensweise und entsprechende Kooperationsbereitschaft vom Patienten.

Charakteristischerweise sind zumeist jüngere Frauen betroffen, weshalb auch Beziehungen zu hormonbedingten Konstellationen vermutet werden.

Neben solchen Ereignissen, wie sie oben beschrieben wurden, können sich derartige Notfallsituationen auch unter akuter Streßbelastung (Zahnarztbesuch, Blutabnahme o. ä.) entwickeln. Auch akute Schmerzzustände (z. B. Gallenkolik) können eine überschießende Eigenatmung provozieren und das ursprüngliche Beschwerdebild überlagern oder gar dominieren.

Auch das, was in der Laienpresse als „Unfallschock" bezeichnet wird, ist tatsächlich oft eine neural ausgelöste Fehlregulation der Organdurchblutung durch/mit Hyperventilation.

Notfallsituationen

Teil 2

2.7
Älterer Mann mit Asthma-bronchiale-Anfall

Notfallsituation

Ein Mittsechziger, der jedoch deutlich älter aussieht, betritt in Begleitung seiner Ehefrau, während eines Nachmittags im Frühsommer, die Apotheke. Er ringt angestrengt nach Luft, hustet zwischendurch immer wieder und klagt, daß er „gleich ersticken müsse".

Notfalldiagnostik

Die Lippen sind blaugrau verfärbt, auch die Fingerspitzen und Ohrläppchen zeigen eine deutliche Zyanose. Er atmet forciert, wobei auffällt, daß besonders die Ausatmung behindert zu sein scheint. Die Atemfrequenz liegt bei 24 bis 28 Atemzügen/min. Er schwitzt sehr stark und ist unruhig. Der Puls ist unregelmäßig, die Frequenz liegt bei etwa 100 Schlägen/min.

Vorgeschichte

Zusätzliche Informationen ergeben sich aus dem Bericht der Ehefrau. Sie gibt an, daß ihr Mann seit vielen Jahren an einem „schweren" Asthma leide, das insbesondere im Frühjahr besonders stark ausgeprägt sei. Ihr Mann sei bereits bei „allen möglichen Ärzten und in vielerlei Sanatorien und Kliniken gewesen, ohne daß eine längerfristige Besserung oder Heilung erreicht worden wäre". In letzter Zeit würden schon kleinere Aufregungen und seelische Belastungen genügen, akut einen Asthmaanfall auszulösen.

Erste-Hilfe-Maßnahmen

Man bietet dem Ehepaar an, in einem Nebenraum Platz zu nehmen, öffnet das Fenster und wirkt beruhigend auf den Patienten ein. Er setzt sich mit aufgestützten Armen nieder, wobei er in dieser Position seiner Ansicht nach die günstigere Stellung einnimmt.

Der Apotheker bittet einen im gleichen Haus in eigener Praxis tätigen Arzt für Allgemeinmedizin dringend zu kommen. Er unterrichtet ihn über die Situation und empfiehlt ihm auch, die notwendigen Hilfsmittel in seiner Tasche bzw. seinen Notfallkoffer mitzubringen.

Erweiterte Diagnostik

Der Arzt untersucht den Patienten. Beim Abhören der Lunge ist das schon mit bloßem Ohr deutlich hörbare „spastische Atemgeräusch" festzustellen, das vor allem im Sinne einer Behinderung der Ausatmung besteht. In der angestrengten, deutlich verlängerten Ausatemphase versucht der Patient in den enggestellten Atemwegen Luft aus den geblähten Lungenabschnitten auszuatmen.

Der Blutdruck liegt bei 160/100 mm Hg. Die aktuelle medikamentöse Behandlung besteht nach Auskunft der Ehefrau in der Gabe von Sympathomimetika (Berotec® Spray), Aminophyllin (Euphyllin® retard) und in der intermittierenden Gabe von Sekretolytika (Mucosolvan®).

Der Arzt bittet um Unterrichtung der Rettungsleitstelle und Alarmierung eines Rettungswagens.

Erweiterte Maßnahmen

Der Arzt insuffliert dem Patienten über eine Nasensonde initial 1 l Sauerstoff/min. Später wird der Fluß auf 2, dann 3 l/min. gesteigert. Nach Anlage eines venösen Zuganges und Anschluß einer Infusion (NaCl 0,9%-Lösung), wobei innerhalb einer halben Stunde 500 ml infundiert werden. Er injiziert langsam 0,12 g Euphyllin®, 40 mg Fortecortin® und fraktioniert 7,5 mg Psyquil® zur Sedierung. Zusätzlich erhält der Patient drei Mal je zwei Schübe Berotec® Spray. Anschließend wird der Patient mit hochgelagertem Oberkörper (90°) auf der Krankentrage gelagert und in den inzwischen eingetroffenen Rettungswagen gebracht. Der Arzt begleitet den Patienten in die Klinik, wo eine weitere Diagnostik und Therapie durchgeführt wird.

Krankheitsbild: Asthma bronchiale

Es handelt sich hierbei um eine meist chronisch, über viele Jahre verlaufende Erkrankung, die durch eine Engstellung der kleinen Atemwege und Verkrampfung der Bronchialmuskulatur, Anschwellen der Schleimhaut und Produktion eines zähflüssigen Schleimes bedingt ist.
Ursachen sind Überempfindlichkeitsreaktionen gegenüber bestimmten Stoffen (allergisches Asthma) oder psychische Faktoren, die akut solche Anfälle provozieren können (psychogenes Asthma). Gelegentlich treten beide Ursachen zusammen und überlagern sich. Häufig sind diese Patienten (starke) Raucher, berichten über allmorgendliche Hustenattacken mit Produktion von zähflüssigem, häufig grünlich-gelblich verfärbtem Schleim und klagen über zunehmende Atemnot bei Belastung. Dabei geht einer akuten Verschlechterung dieses meist über Jahre hin bekannten Krankheitsbildes der chronischen Bronchitis eine aktuelle Atemwegsinfektion („Erkältung, Grippe") voraus. Meist beginnt der Anfall mit trockenem Reizhusten, oft in den frühen Morgenstunden. Angesichts der extremen subjektiven Belastung („Ich kann keine Luft bekommen") kommt es zur progressiven Verstärkung der Symptome. Ein Circulus vitiosus von Atemnot, Angst und gesteigertem Sauerstoffbedarf entsteht.
Angemerkt sei, daß in den letzten Jahren bereits Kinder zunehmend mit ausgeprägten Befunden von Asthma bronchiale beobachtet werden. Unklar ist dabei letztlich, ob die Zahl der Asthmapatienten insgesamt ansteigt oder, bedingt durch die engmaschigere Diagnostik und die jederzeit verfügbaren therapeutischen Möglichkeiten, nur die Erfassung dieser Patientengruppe besser geworden ist.
Die Therapie des akuten Asthmaanfalles ist vorrangig auf die Beseitigung des Mißverhältnisses zwischen Sauerstoffbedarf und Atemleistung ausgerichtet. Deshalb sind Maßnahmen zur Verminderung des O_2-Verbrauches (Beruhigung, Aufforderung zum Hinsetzen und ruhigen Atmen), bzw. zur Erleichterung der Atmung (Erweiterung der enggestellten Bronchien, Abschwellen der Schleimhaut, Verflüssigung des Bronchialschleimes) angezeigt.
Die ärztliche Therapie besteht deshalb einerseits in der Gabe von Medikamenten mit direkter Wirkung auf das sympathisch-innervierte Bronchialsystem (β-2-Mimetika), die inhaliert (z. B. Berotec® Spray) oder parenteral zugeführt werden können (z. B. Bricanyl®). Auch die Gabe von Aminophyllin-Präparaten (z. B. Euphyllin®) und Corticosteroiden (z. B. Fortecortin®) sind bewährte therapeutische Maßnahmen. Angesichts der Vielzahl von Komplikationsmöglichkeiten bei der (hochdosierten) Gabe dieser Medikamente (Herzrhythmusstörungen, Blutdruckabfall) muß der Ersthelfer vor der (unkontrollierten) Zufuhr dieser

Asthma-bronchiale-Anfall

Notfallsituation:
Etwa 65jähriger Mann betritt in Begleitung seiner Ehefrau die Apotheke. Er ringt angestrengt nach Luft, hustet und klagt, daß er „gleich ersticken müsse".

Zeichen:
Lippen, Ohrläppchen und Fingerspitzen sind blau verfärbt, die Ausatmung ist gepreßt und hörbar „spastisch". Die Atemfrequenz beträgt 24 bis 28 Atemzüge/min., Puls unregelmäßig, rund 100 Schläge/min., Blutdruck 160/100 mmHg.

Vorgeschichte:
Seit vielen Jahren bekanntes Asthma bronchiale mit einer Reihe von Klinikaufenthalten. Dauertherapie mit verschiedenen „Anti-Asthmatika".

Problem:
Aufgrund der häufig im Anfall unkontrolliert durchgeführten Medikation und der zumindest für den Laien meist schwer faßbaren aktuellen Einschätzung der Beschwerden verbietet sich für den Ersthelfer im allgemeinen eine medikamentöse Therapie.

Erste-Hilfe-Maßnahmen:
- Beruhigung, Betreuung
- Oberkörperhochlagerung
- Fenster öffnen, frische Luft (nicht bei bekannter Pollenallergie)
- Ständige Überwachung von Puls und Atmung
- Bei Atemstillstand: künstliche Beatmung (Atemspende)
- Arztalarmierung

Nicht geeignet:
- Flachlagerung
- Unterschätzung der aktuellen Beschwerden („Das hat er/sie schon oft gehabt!")
- Medikamentengabe

Medikamente gewarnt werden. Dies ist inbesondere dann von Bedeutung, wenn man sich vor Augen führt, daß der Patient im Rahmen des sich entwickelnden Anfalls bereits von sich aus größere Mengen dieser Medikamente, die meist als Sprays vom Hausarzt verordnet sind, zugeführt hat, und jede weitere Gabe in Verbindung mit dem asthmaanfallsbedingten Sauerstoffmangel zu schwerwiegenden Störungen führen kann.
Ist allein durch beruhigendes Einwirken auf den Patienten und Zufuhr der vom behandelnden Arzt verordneten Medikamente in entsprechender Dosis ein zunehmender Sauerstoffmangel nicht zu beheben, kann es bei Versagen der Eigenatmung mit Bewußtlosigkeit und Atemstillstand notwendig sein, den Patienten künstlich zu beatmen. Stehen hierzu keinerlei weitere Hilfsmittel zur Verfügung, muß dies in Form der Atemspende erfolgen.

2.8
Kind mit akuter Atemnot

Notfallsituation

Eine junge Mutter kommt während des Bereitschaftsdienstes an einem Samstagnachmittag im Hochsommer aufgeregt mit ihrem gut drei Jahre alten, weinenden Sohn auf dem Arm in die Apotheke. Sie berichtet, daß der Kleine „eine Biene verschluckt habe".
Sie habe bereits versucht, den Kinderarzt zu erreichen, habe aber lediglich von einem Tonband einen Hinweis auf den allgemeinen ärztlichen Notdienst erhalten. Sie bittet den Apotheker nun, dem Kind „schnell etwas zu geben", da man doch wisse, daß „Bienenstiche für Kinder sehr gefährlich seien".

Notfalldiagnostik

Der Apotheker schaut sich das Kind kurz an, während die Mutter es weiterhin auf dem Arm trägt und beruhigend auf es einspricht. Das Kind scheint sich bei der schnellen Atmung sehr anstrengen zu müssen. Auffallend ist ein ziehendes, pfeifendes Atemgeräusch, welches besonders in der Einatemphase hörbar ist. Die Lippen sind blaß, der Puls, am Handgelenk des Kindes gut tastbar, ist sehr schnell und liegt sicher bei über 160 Schlägen in der Minute. Die Schleimhäute der Lippen und Augen sowie die Haut an Rumpf und Extremitäten sind unauffällig. Keinesfalls sind sie im Sinne einer allergischen Reaktion gerötet oder geschwollen.

Weitere Angaben

Zur Vorgeschichte berichtet die Mutter, daß ihr Sohn mit anderen Kindern im Garten gespielt und zwischendurch aus einer Limonadenflasche getrunken habe. Offensichtlich habe er dabei „eine Biene verschluckt, die er aber entweder wieder ausgespuckt oder womöglich hinuntergewürgt habe". Das ganze habe sich vor etwa einer Viertelstunde ereignet.

Erste-Hilfe-Maßnahmen

Der Apotheker erkennt die unmittelbare vitale Gefährdung des Kindes durch drohende Verlegung der Atemwege bei schnell zunehmender Schwellung der Schleimhaut im Rachen- und Kehlkopfbereich. Er ruft unverzüglich die regionale Rettungsleitstelle an und unterrichtet diese über die Situation. Er gibt dabei die wichtigsten Symptome weiter.
Die Mutter wird über die Alarmierung des Notarztes unterrichtet und gemeinsam betreuen die beiden Erwachsenen den kleinen Patienten. Um den Hals werden kalte Umschläge gemacht, um die Schwellneigung der Schleimhaut zu mindern und der drohenden Verlegung der Atemwege zu begegnen. Zusätzlich bietet man dem Kind Speiseeis an, um auch auf diese Weise durch Abkühlung der Schleimhaut mit darausfolgender Engstellung der Blutgefäße einen lokalen entzündungshemmenden Effekt zu erzielen. Auf ein Einflößen des Eises gegen den Willen des Jungen wird richtigerweise verzichtet, da angesichts der starken Atemnot durch Husten und mögliches Eindringen in die Atemwege eine zusätzliche dramatische Verschlechterung eintreten könnte.
Auch die Anwendung von Cortison, z. B. als Spray (Auxiloson®) oder als Suppositorium (Rectodelt®), unterbleibt richtigerweise, da entweder die Anwen-

dung problematisch ist (beim Spray ist eine ausreichende Kooperation notwendig) bzw. die Resorption rektal applizierter Substanzen in derartigen Situationen fraglich ist. Insgesamt müssen an der Wirksamkeit von Glukocorticoiden in Akutsituationen bei Beachtung des verzögerten Wirkungseintritts ohnehin Zweifel angemeldet werden.

Auch auf die Applikation von Sedativa (oral oder rektal) sollte primär verzichtet werden, da neben einer völlig unkontrollierbaren Wirkung (insuffizient oder überschießend) die Beurteilung der Situation durch den Notarzt wesentlich erschwert ist. Auch die Inhalation von adrenalinhaltigem Spray (Adrenalin Medihaler®) kann in gewissen Situationen günstig sein, ist aber im Kindesalter insbesondere bei Beachtung der schwierigen Dosierung dieses konzentrierten Sprays mit erheblichen Nebenwirkungen (Herzrhythmusstörungen bis zum Kammerflimmern) belastet.

Zusammenfassend handelt es sich um einen glücklicherweise sehr seltenen Notfall, der angesichts der Dramatik und psychisch belastenden Komponente (vital bedrohtes, schreiendes kleines Kind) besonders ruhiges, systematisches Vorgehen vom Ersthelfer erfordert.

Krankheitsbild: Akute Atemnot

Eine plötzlich auftretende und schnell zunehmende Atemnot ist in jedem Lebensalter eine der dramatischsten Situationen, mit denen ein Ersthelfer konfrontiert sein kann. Da durch rasches Erkennen und gezieltes Vorgehen in den meisten Fällen eine schnelle Hilfe notwendig und möglich ist, eine zeitliche Verzögerung oder die Einleitung ungeeigneter oder unzulänglicher Maßnahmen aber erhebliche Probleme und Komplikationen provozieren kann, besteht für den Helfer eine große Verantwortung hinsichtlich des Vorgehens.

Wespenstich im Rachen

Notfallsituation:
Dreijähriges Kind mit Atemnot nach „Verschlucken einer Biene".

Zeichen:
- Unruhiges, blasses Kind
- Angestrengte schnelle Atmung mit ziehendem Atemgeräusch
- Haut und Schleimhaut unauffällig
- Schneller, gut tastbarer Puls

Probleme:
Nach Stich einer Wespe bzw. Biene in den Zungengrund schnelles Anschwellen der empfindlichen Rachenschleimhaut mit Verengung der Atemwege im Kehlkopfbereich

Erst-Hilfe-Maßnahmen:
- Beruhigung von Mutter und Kind
- Kalte Umschläge um den Hals
- Wenn Bewußtseinslage nicht verändert und ausreichende Kooperation besteht: zusätzlich Eis lutschen lassen
- Bei rapide zunehmender Ateminsuffizienz durch Erschöpfung: künstliche Beatmung (Atemspende)
- Notarztalarmierung

Nicht geeignet:
Anwendung von Medikamenten:
- Cortison (z. B. Dexamethason-Spray oder Suppositorien)
- Sedativa (z. B. Diazepam, Rectiolen oder Suppositorien)
- Katecholamine (z. B. Adrenalin-Spray). Gabe problematisch bzw. unsicher, bedürfen der notärztlichen Indikation und Möglichkeit der Behandlung von Komplikationen, insbesondere der drohenden Herzrhythmusstörungen.

Meist ist eine plötzlich einsetzende Atemstörung durch eine Verlegung der Atemwege durch Fremdkörper (Nüsse,

Spielzeug etc.) oder, wie in der dargestellten Situation, durch eine reaktive Schleimhautschwellung nach Wespenstich bedingt. Auch eine Verletzung des Kehlkopfes im Rahmen eines Unfalles oder einer tätlichen Auseinandersetzung verursacht akute, schwerste Zustände von Engegefühl im Kehlkopfbereich und Atemnot.

Entwickelt sich eine derartige Störung innerhalb einiger Stunden, sind häufig (bakterielle oder virale) Erkrankungen des Kehlkopfbereiches (wie Epiglottitis, Pseudokrupp) ursächlich. Schleichend, nur sehr allmählich zunehmende Behinderungen der Ein- und Ausatmung gehen meist auf eine tumoröse Veränderung der oberen Atemwege zurück.

Von diesen rein strömungsbedingten Störungen der Atmung sind Behinderungen der Ventilation in den kleinen Atemwegen, z. B. durch Asthma bronchiale, und Diffusionsstörungen in der Lunge selten abzugrenzen.

Darüber hinaus führen aufgrund des engen Ineinandergreifens der Vitalfunktionen Atmung und Kreislauf naturgemäß alle Kreislaufstörungen zu Einschränkungen der Sauerstoffaufnahme bzw. der Kohlendioxidabgabe. Sie wird dann subjektiv als Atemnot empfunden, therapeutisch aber erfordert sie vorrangig eine Verbesserung der Kreislaufverhältnisse. Eine differentialdiagnostische Unterscheidung ist für den Ersthelfer weder möglich noch notwendig. Die Basismaßnahmen sind immer rein symptomatisch ausgerichtet und orientieren sich an den Maximen

– Freihalten der Atemwege,
– Sicherung der Ventilation,
– Lagerung zur Verbesserung der Kreislaufsituation,
– Beruhigung von Patient und Eltern (!)
– Organisation weiterer Hilfemaßnahmen.

Notfallsituationen

Teil 2

2.9
Schwerkrankes Kind mit Atemnot

Notfallsituation

An einem Sonntagvormittag ruft eine Apotheken-Mitarbeiterin ihren Chef an und bittet ihn, nach ihrem Kind zu schauen, das in unmittelbarer Nähe seiner Wohnung bei einer Betreuerin sei. Sie selbst habe übers Wochenende nach auswärts fahren müssen und habe deshalb ihr Kind, das am Samstag noch vollkommen gesund gewesen sei, für diese Zeit bei einer Bekannten in Pflege gegeben. Sie sei soeben von dieser angerufen worden, daß ihre dreijährige Tochter sich am vorhergehenden Abend noch wohlgefühlt habe, seit dem Vormittag aber auffallend ruhig, später weinerlich und „mißlaunig" geworden sei. Die Betreuerin habe sie jetzt wegen „des sich rapide verschlechternden Zustandes" benachrichtigt.

Angesichts der großen Entfernung mache sie sich große Sorgen und bittet den mit drei eigenen Kindern als Vater sehr erfahrenen Apotheker, doch einmal nach dem Rechten zu sehen, da sie befürchtet, die Bekannte fühle sich in ihrer Unerfahrenheit überfordert.

Notfalldiagnostik

Der Apotheker findet die Betreuerin in völlig aufgelöstem Zustand, hektisch und konzeptionslos in ihrer Wohnung hin und her rennend vor. Sie bittet ihn sofort, etwas für das Kind zu tun, das sonst „gleich ersticken müsse".

Das Mädchen sitzt nach vorne gebeugt auf dem Wohnzimmersofa und ringt angestrengt nach Luft. Bei der Einatmung ist jeweils ein ziehendes Geräusch hörbar. Die Nasenflügel bewegen sich jeweils in der Einatemphase nach innen („naselflügeln"). Auffällig ist, daß es offensichtlich zur Erleichterung der Atmung den Unterkiefer nach vorne schiebt. Es wirkt insgesamt schwer krank. Aus den Mundwinkeln läuft Speichel, es hat glasige Augen.

Das Kind wirkt etwas verlangsamt in seiner Auffassungsgabe, befolgt aber adäquat Aufforderungen. Lippen, Ohrläppchen und Fingerspitzen sind bläulich verfärbt, ansonsten ist es relativ blaß. Es schwitzt etwas. Die Körpertemperatur ist deutlich erhöht. Es atmet etwa 30mal in der Minute. Die Pulsfrequenz liegt bei 140/min.

Erste-Hilfe-Maßnahmen

Der Apotheker erkennt die unmittelbare vitale Bedrohung des Kindes bei drohender Verlegung der Atemwege bzw. Erschöpfung der zur angestrengten Atmung notwendigen Kräfte. Er erkundigt sich, ob bereits eine Alarmierung eines Arztes erfolgt sei. Da dies nicht der Fall ist, übernimmt er diese vordringliche Aufgabe und erbittet nach knapper Darstellung der Situation von der Rettungsleitstelle die Entsendung des Notarztes.

In der Zwischenzeit versucht er durch beruhigendes Einwirken auf die Betreuerin und das Kind (Aufforderung beim Kind Platz zu nehmen, herabfließenden Speichel aufzufangen, ruhig auf das Mädchen einzusprechen, mit Ruhe durchgeschwitzte Kleidungsstücke auszuziehen und geeignete, trockene Kleidungsstücke anzuziehen usw.) eine stabilisierende äußere Atmosphäre zu schaffen. Allein durch Vermittlung des Gefühls der Sicherheit und Geborgenheit kann der angstbedingt erhöhte Sauerstoffbedarf gesenkt und das aktuell bestehende Mißverhältnis zwischen Atmung und Sauerstoffbedarf günstiger gestaltet werden.

Akute Atemwegsentzündung

Notfallsituation:
Dreijähriges, bis vor kurzem völlig gesundes Mädchen hat massive Atemnot.

Zeichen:
- Etwas verlangsamtes, bewußtseinsklares, altersentsprechend entwickeltes Kind
- Blauverfärbung der Lippen
- Ziehendes Atemgeräusch
- Angestrengte, schnelle, flache Atmung
- Kloßige Sprache
- Schneller Puls
- Deutlich erhöhte Körpertemperatur
- Schwer krank wirkend

Probleme:
- Sauerstoffmangel
- Zunehmende Erschöpfung
- Teufelskreis: Atemnot – Angst – verstärkte Atemanstrengung – erhöhter Sauerstoffbedarf – Atemnot

Erste-Hilfe-Maßnahmen:
- Beruhigen des Kindes und der betreuenden Personen
- Ädäquate, trockene Kleidung
- Vermeidung jeder Unruhe und Hektik
- Notarztalarmierung

Nicht geeignet:
- Anwendung von Medikamenten zur Bronchialerweiterung (z. B. Berotec®)
- Sedativa (z. B. Chloralhydrat)
- Antibiotika
- Kortisonpräparate

Nicht geeignet zur Erstbehandlung dieser Kinder durch Laien sind Medikamente mit direktem Angriff am Atemzentrum (z. B. Euphyllin®), Substanzen vom Typ der Sympathomimetika (z. B. Berotec®), stark sedierende Arzneistoffe, Antibiotika oder Kortisonpräparate.

Die Therapie sollte stets nur in den Basismaßnahmen zur Lagerung, Sicherung der freien Atemwege und bei Bedarf in der künstlichen Beatmung mittels Atemspende sowie, häufig unterschätzt, in der psychischen Führung des Patienten und der Angehörigen bestehen.

Weiterer Verlauf

Der knapp 10 Minuten später eintreffende Notarzt untersucht das Kind kurz und legt einen venösen Zugang, über den langsam eine Vollelektrolytlösung zum Ausgleich des stattgehabten Flüssigkeitsverlustes infundiert wird. Über eine vor Mund und Nase gehaltene Maske wird die Atemluft mit Sauerstoff angereichert (etwa 40 Vol.-% O_2). Zur Sedierung werden fraktioniert jeweils 2 mg Diazepam i. v. injiziert.

Anschließend wird das Kind unter kontinuierlicher Überwachung und Fortführung der begonnenen Therapie in die örtliche Kinderklinik gebracht. Die Verdachtsdiagnose, die im Verlauf des insgesamt sechstägigen stationären Aufenthaltes bestätigt wird, lautet: Akute Infektion der oberen Atemwege mit ausgeprägter Schleimhautschwellung und Einengung des Kehlkopfeinganges (akute Epiglottitis).

Krankheitsbild:
Akute Entzündungen der oberen Atemwege im Kindesalter

Akute Störungen der Atmung im Kleinkindes-, Kindergarten- und frühen Schulalter können durch eine Vielzahl

Notfallsituationen

**Teil
2**

von Mechanismen verursacht werden. Typische Ursachen sind neben Fremdkörpern (Spielsachen, Nahrungsmittel) vor allem virale und bakterielle Infektionen.

Je nach der vorwiegenden Lokalisation der Störungen kommt es zu charakteristischen Zeichen.

Betrifft die infektionsbedingte Schleimhautschwellung vor allem den Nasenbereich, kommt es dort zur verstärkten Sekretion und zum Schnarchen. Diese Kinder atmen vorwiegend durch den Mund. Ist der Rachenraum betroffen, überwiegen die Schluckstörungen. Die Kinder „sabbern", da sie schmerzbedingt den vermehrt gebildeten Speichel nicht hinunterschlucken. Ist vor allem der Kehlkopfbereich betroffen, sind die Kinder heiser, eventuell völlig stimmlos oder haben eine „kloßige" Sprache, als hätten sie eine „heiße Kartoffel im Mund". Häufig ist auch ein ziehendes Einatemgeräusch (Stridor) hörbar.

Besteht die Schleimhautschwellung unterhalb des Kehlkopfes in der Luftröhre und in den Bronchien, ist vor allem die Ausatmung erschwert (asthmatische Beschwerden).

Häufigste Erreger schwerwiegender akuter Atemwegsentzündungen sind Adeno-, Rhino- und RS-Viren (Erkältungserreger). Daneben spielen auch primäre/sekundäre bakterielle Infektionen (Hämophilus influenzae, Streptokokken) eine große Rolle. Die früher gefürchtete Diphtherie hat dank der Impfaktivitäten und der möglichen Therapie viel von ihrem Schrecken verloren.

Neben den infektionsbedingten Schleimhautschwellungen können auch lokale Schädigungen, z. B. durch Wespen- oder Bienenstich, bzw. Schwellungen im Rahmen allergischer Reaktionen zur akuten Atemstörung mit drohender Verlegung der Atemwege werden.

Typische Zeichen der Atemwegsinfektion sind allgemeines Krankheitsgefühl, (hohes) Fieber, Stimmveränderungen, verstärkter Speichelfluß, Atemnot, Schluckbeschwerden.

Die Erstbehandlung besteht in einer Beruhigung des Kindes (und der Eltern). Jede Aufregung kann die Beschwerden akut verstärken. Nicht zu empfehlen sind Versuche der Racheninspektion oder das Einflößen von Nahrungsmitteln oder Getränken. Frische Luft und trockene, den äußeren Temperaturen angemessene Kleidung sind weitere nützliche Maßnahmen zur Überbrückung der Zeit bis zum Eintreffen des in jedem Fall hinzuzuziehenden (Not-)Arztes.

Sollte es durch die zunehmende Schleimhautschwellung zur (in-)kompletten Atemwegsverlegung bzw. zur Erschöpfung der Atemkräfte und des Atemantriebes bei nachweisbarer Blauverfärbung von Lippen und Ohrläppchen kommen, muß eine künstliche Beatmung in Form der Atemspende durchgeführt werden. Unter diesen Bedingungen ist unbedingt der Notarzt zu alarmieren, der ggf. nach Einführen eines entsprechend geeigneten Gummirohres in die Luftröhre (endotracheale Intubation) eine Beatmung (in Narkose) beginnen wird.

Entscheidend für den Ersthelfer ist die Fähigkeit, diese akuten Notfälle in ihrer vitalen Bedrohung korrekt zu erfassen und (all) die notwendigen Schritte zur bestmöglichen Bewältigung der Situation einzuleiten. Dabei einen klaren Kopf zu behalten und durch systematisches Vorgehen trotz der immensen psychischen Belastung einen zweckmäßigen Weg einzuschlagen, ist das erklärte Ziel der Ersten Hilfe durch Laien.

2.10
Ein älterer Mann klagt über Brustschmerzen

Notfallsituation

Ein etwa 60jähriger, allen in der Apotheke beschäftigten Mitarbeitern bekannter Mann, betritt mit einem Rezept in der Hand unmittelbar nach Öffnung am Montagmorgen die Apotheke. Er wirkt gehetzt und ist auffallend kurzatmig. Er klagt über „ein Engegefühl in der Brust und dumpfe, bohrende Schmerzen in der Herzgegend, die bis in den linken Arm und den Klein- und Ringfinger ausstrahlen". Auch das „richtige" Durchatmen falle ihm schwer. Der allein lebende Mann berichtet darüber, daß ihm seit mehreren Tagen die „Herzmedikamente" ausgegangen seien. Insbesondere „sein Spray" hätte er deshalb nicht mehr zur Verfügung gehabt. Die Beschwerden seien vor allem seit Samstagnachmittag zunehmend, hätten aber auch zwischendurch wieder nachgelassen. Wegen des Wochenendes habe er den Doktor „nicht belästigen wollen, da der ja auch einmal Ruhe haben müsse".

Notfalldiagnostik

Man bittet den Mann in den angrenzenden Aufenthaltsraum und bietet ihm die Möglichkeit an, sich niederzulegen, wobei er aber (charakteristischerweise) jede Flachlage von sich aus ablehnt und lieber aufrecht am geöffneten Fenster sitzen möchte.
Ein Blick auf das mitgebrachte Rezept zeigt die aktuell angeordnete Medikation
- Diuretikum
- retardiertes Nitropräparat
- Nitrospray.
Der Apotheker versucht am Handgelenk des Patienten dessen Puls zu tasten, was ihm auf Anhieb aber nicht gelingt.

Erste-Hilfe-Maßnahmen

Während eine Helferin das Nitrospray herbeibringt und sich der Patient anschließend, wie üblich, mehrere Hübe appliziert, nimmt der Apotheker telefonisch Kontakt mit dem behandelnden Internisten auf. Er berichtet über die pektanginösen Beschwerden des Patienten, die seit mehreren Tagen bestünden und die als durch das Auslassen der Medikamente bedingt interpretiert werden müßten. Der Patient würde bereits das verordnete Nitrospray erhalten.
Der Arzt schlägt vor, nach Einnahme der ausstehenden Morgenmedikation und der Besserung der aktuellen Situation den Patienten zur Abklärung mit einem Krankenwagen in die Praxis transportieren zu lassen. Der Arzt läßt den Transport dann selbst bei der Rettungsleitstelle anmelden.

Weiterer Verlauf

Ungefähr 20 Minuten später trifft der Krankenwagen in der Apotheke ein. Der Patient ist unruhig, blaß, kaltschweißig und klagt nach wie vor über Brustschmerzen, die durch die Medikamente (4 Hübe Nitrospray, 1 Tablette retardiertes Isosorbiddinitrat) nur unwesentlich gebessert worden seien. Die Pulstastung zeigt einen tachykarden, sehr unregelmäßigen Puls mit einer Frequenz von 120 Schlägen pro Minute, der am Arm nur schlecht getastet werden kann. Der Blutdruck liegt bei 100/70 mm Hg. Die Frage, ob ein unregelmäßiger Herzschlag bekannt sei, verneint der Patient. Angesichts der naheliegenden Verdachtsdiagnose: Myokardinfarkt mit

Komplikationen im Sinne von Rhythmusstörungen, bitten die Rettungssanitäter um sofortige Nachalarmierung des Notarztes. Dieser trifft kurze Zeit später am Notfallort ein.

Erweiterte Maßnahmen

Der Allgemeinzustand des Patienten ist unverändert. Im EKG finden sich unmittelbar behandlungsbedürftige, polytope ventrikuläre Extrasystolen (12 bis 15 min.). Der Patient erhält einen venösen Zugang. Es werden fraktioniert insgesamt 8 mg Morphin und 10 mg Psyquil® sowie 150 mg Xylocain® injiziert. Über

eine Nasensonde erhält der Patient 4 l Sauerstoff appliziert. Er wird nach Besserung der Beschwerden unter kontinuierlicher Überwachung auf die internistische Aufnahmestation der Klinik transportiert. Die Abschlußdiagnose lautet: Nicht ganz frischer, ausgedehnter anteroseptaler Myokardinfarkt.

Beurteilung

Welche Schlüsse können aus der geschilderten Kasuistik gezogen werden? Wie hätte die Versorgung schneller und reibungsloser ablaufen können?
Der Verlauf ist insgesamt nicht atypisch.

Myokardinfarkt

Notfallsituation:
Etwa 60jähriger Mann mit bekannter koronarer Herzkrankheit klagt über Engegefühl und bohrende Schmerzen in der Brust, die in den linken Arm, in Klein- und Ringfinger ausstrahlen.
Seit mehreren Tagen habe er seine Herzmedikamente nicht nehmen können.

Zeichen:
■ Atemnot
■ Engegefühl in der Brust
■ Drückende, bohrende Schmerzen (mit Ausstrahlung)
■ Unruhe, Angst

Ursache:
■ Minderversorgung des Herzmuskels mit Sauerstoff durch Verengung der Koronargefäße

Probleme:
■ Primär meist keine eindeutige Unterscheidung zwischen (meist unproblematisch verlaufendem, weil vorübergehendem) Angina-pectoris-Anfall und

folgenträchtigen Myokardinfarkt (mit Untergang von Herzmuskelgewebe) möglich
■ Besondere Komplikationen sind Herzrhythmusstörungen bis hin zum Kammerflimmern – Kreislaufstillstand und Herzinsuffizienz mit Pumpversagen – kardiogenem Schock

Erste-Hilfe-Maßnahmen:
■ Beruhigung, Hinsetzen lassen, Fenster öffnen
■ Überprüfen des Pulses (Frequenz, Tastbarkeit, Regelmäßigkeit)
■ Information über die aktuelle Medikation, ggf. Bereithaltung dieser Substanzen
■ unbedingt Arztvorstellung, bei Komplikationen: Notarztalarmierung

Nicht geeignet:
■ Äußerung vager Vermutungen über Ursache und möglichen Verlauf der akuten Beschwerden
■ Entwicklung hektischer Betriebsamkeit
■ Bagatellisierung der Beschwerden.

Angina pectoris – Herzinfarkt

Plötzliche, nicht durch eine Verletzung bedingte Schmerzen im Brustkorb sind eines der häufigsten Symptome in der Notfallmedizin überhaupt. Sie können sowohl vom Herzen, der Lunge oder den großen Gefäßen (echte Notfälle) ausgehen, aber auch durch Veränderungen im Knochen-, Gelenk- und Muskelapparat bedingt sein (Notsituationen). Auch eine Reihe funktioneller, z. B. nervös bedingter Beschwerden, kann primär als ein Brustschmerz empfunden werden. Auch sie bedürfen entsprechender Aufklärung des Patienten.

Der typische, durch eine Minderversorgung des Herzens ausgelöste Brustschmerz, wird als dumpf, brennend oder auch stechend beschrieben. Häufig strahlt er in Schulter, Arme (bevorzugt links), Hals, Rücken oder auch in den Oberbauch aus. Die Schmerzen sind unabhängig von der Atemphase (Ein- oder Ausatmung). Unruhe, Schwitzen, Atemnot, Engegefühl in der Brust und „Angst zu ersticken" sind weitere Charakteristika. Eine Unterscheidung zwischen einem Angina-pectoris-Anfall, bei dem es nur vorübergehend zu einem Sauerstoffmangel und einer konsekutiven Übersäuerung des Herzmuskels kommt, und einem Herzinfarkt, bei dem Herzmuskelgewebe endgültig zugrunde geht, ist für den Laien, und häufig auch für den Notarzt primär schwierig bzw. unmöglich.
Jeder Patient, der über 10 Minuten ausgeprägte Beschwerden in der beschriebenen Art hat, muß als potentiell infarktgeschädigt angesehen und entsprechend behandelt werden (Arztalarmierung).

Die Beschwerden bestanden zum Zeitpunkt des Apothekenbesuchs bereits länger. Die Beurteilung durch den Apotheker war nicht detailliert genug. Die Prüfung der Vitalfunktionen nur oberflächlich. Insgesamt wurde der behandelnde Arzt des Patienten sicherlich nicht ausreichend über den Zustand des Patienten informiert. Die alleinige Angabe, daß der Patient mit einer bekannten koronaren Herzkrankheit über etwas Brustschmerzen klage, er aber bereits jetzt sein Nitrospray erhalten habe, muß den Arzt in unberechtigter Sicherheit wiegen. Die Feststellung eines arrhythmischen Pulses, bei einem Patienten, der aus dem Wissen des Arztes heraus niemals zuvor mit Herzrhythmusstörungen behaftet war, und die Angabe eines Blutdruckes von 100/70 mm HG (früher gemessene Werte um 160/80 mm Hg) in Verbindung mit Atemnot und kaltschweißiger, blasser Gesichtsfarbe hätte die Verdachtsdiagnose in eine andere Richtung gelenkt, als die ausschließliche Angabe: Brustschmerzen. Zusätzlich sei angemerkt, daß Patienten mit Koronarbeschwerden ohnehin zur Dissimulation neigen, also häufig organisch wesentlich stärker betroffen und gefährdet sind, als sie sich selbst und ihrer Umgebung eingestehen wollen.
Wenn auch die Information des Hausarztes in solchermaßen gelagerten Situationen sicher sinnvoll ist, muß dennoch die Einschaltung des Notarzt- und Rettungsdienstes erwogen und gegebenenfalls mit den Disponenten in der Rettungsleitstelle besprochen werden. Durch eine Zusammenführung des kassenärztlichen Bereitschaftsdienstes und des Notarztdienstes kann gegebenenfalls innerhalb

kürzester Zeit das Bestmögliche für den Patienten getan werden.

Wenn auch in der beschriebenen Situation keine gravierenden Kompliktionen auftraten, erscheint doch der Hinweis berechtigt, Brustschmerzen in Verbindung mit akuter Atemnot keinesfalls in ihrer Bedeutung als Hinweis auf schwerwiegende Erkrankungen zu unterschätzen. Die praktische Erfahrung lehrt, daß Verletzungen häufig unterschätzt, jedoch internistische Erkrankungen in ihrer vitalen Bedrohlichkeit unterbewertet werden.

2.11
Mann liegt leblos auf dem Fußboden

Notfallsituation

Der 62jährige Leiter einer großen, in der Innenstadt gelegenen Apotheke leidet seit Jahren an einer essentiellen Hypertonie, die mit Beta-Blockern und Diuretika nur mäßig eingestellt ist. Die Blutdruckwerte liegen trotz der angeblich konsequent durchgehaltenen medikamentösen und diätetischen Therapie häufig über 200/110 mm Hg. Im Verlaufe eines hektischen Samstagvormittages klagt er mehrfach über Kopfschmerzen, Schwindelgefühl und Herzklopfen. Als er im Aufenthaltsraum eine kleine Verschnaufpause einlegen will, hören seine ebenfalls in der Apotheke tätige Ehefrau und die übrigen Helfer plötzlich einen dumpfen Schlag und finden den Apotheker leblos am Boden liegend auf.

Notfalldiagnostik

Er reagiert nicht auf lautes Ansprechen und Schütteln. Das Gesicht ist blau verfärbt. Er zeigt keinerlei Atembewegungen.
Da niemand in der Apotheke über ausreichende Kenntnisse in den notwendigen Maßnahmen der kardiopulmonalen Reanimation besitzt oder anwendet, wird lediglich über den Polizeinotruf 110 eine Notfallmeldung abgegeben.

Weiterer Verlauf

Der alarmierte Notarzt trifft etwa 6 Minuten später am Notfallort ein. Er findet den Patienten in einer Art Seitenlage auf der Couch des Aufenthaltsraumes der Apotheke liegend auf. Er ist tief bewußtlos, hat einen Atem- und Kreislaufstillstand.
Nach Lagerung des Patienten auf dem Fußboden werden sofort Wiederbelebungsmaßnahmen begonnen. Nach kurzzeitiger Masken-Beutel-Beatmung wird er endotracheal intubiert und mit 100%

Atem- und Kreislaufstillstand

Ein 62jähriger Mann, mit bekannter Hypertonie hat Kopfschmerzen, Schwindelgefühl und Herzklopfen. Er verspürt eine zunehmende Atemnot und kollabiert, als er sich zu einer Verschnaufpause zurückziehen will. Mitarbeiter und Ehefrau finden ihn leblos auf.

Zeichen:
- Bewußtlosigkeit
- Keine Atembewegungen, Zyanose
- Pulslosigkeit

Ursache:
- Atemstillstand
- Kreislaufstillstand

Probleme:
Meist trifft eine solche Situation auf völlig überraschte und wenig vorbereitete Personen. Kenntnisse in den Maßnahmen der Wiederbelebung fehlen meist. Auch einfache Handgriffe unterbleiben aus Angst Fehler zu machen oder Unsicherheit in der Durchführung.

Erste-Hilfe-Maßnahmen:
- Flachlagerung auf harter Unterlage
- Atemspende
- Herzdruckmassage

Sauerstoff beatmet. Gleichzeitig wird eine Herzdruckmassage durchgeführt. Im EKG zeigen sich von Beginn an trotz wiederholter Gaben von Adrenalin (insgesamt 7 mg) und Natriumbikarbonat (insgesamt 250 ml) keine elektrischen Aktionen. Die Reanimationsmaßnahmen werden nach einer Stunde erfolglos abgebrochen.

Atem- und Kreislaufstillstand

Die Situation des Atemstillstandes bzw. Kreislaufstillstandes kann auch von Laien durch einfach faßbare Leitsymptome festgestellt werden. Diese sind:

- fehlende Reaktion auf Ansprache und Berührung
- keine Atemtätigkeit
- kein tastbarer Puls an den großen Arterien, z. B. im Halsbereich (mindestens 10 Sekunden tasten!)
- Blässe bzw. Zyanose

Nur wenn unmittelbar die Maßnahmen der Herz-Lungen-Wiederbelebung eingeleitet werden, kann das bestmögliche Ergebnis, die völlige Wiederherstellung aller Organfunktionen und -leistungen erreicht werden. Jede Verzögerung führt zu weiteren Schädigungen der Zellen, die nach einigen Minuten unwiederbringlich absterben.

Die Basismaßnahmen der kardiopulmonalen Reanimation werden nach dem inzwischen klassisch gewordenen ABC (nach Safar) zusammengefaßt:

A – Atemwege freimachen

B – Beatmung durchführen

C – Circulation wiederherstellen.

Sie sind unmittelbar vor Ort auch von Nicht-Ärzten einzuleiten und schaffen, durch Gasaustausch in der Lunge und Aufrechterhaltung eines Minimalkreislaufes, die notwendigen Voraussetzungen für die erweiterten, ärztlichen Maßnahmen der Wiederbelebung. Nur wenn frühestmöglich mit dem ABC der Herz-Lungen-Wiederbelebung begonnen wurde, wozu keine Geräte und Hilfsmittel notwendig sind, ist für den Patienten der größtmögliche Erfolg, nämlich ein Überleben ohne Restschäden erreichbar.

2.12
Junge Frau kollabiert

Notfallsituation

Eine etwa 25jährige Frau betritt die Apotheke. Sie ist sichtlich erregt und gibt an, daß sie „sehr starke Bauchschmerzen habe" und man möge „bitte einen Arzt rufen". Das anwesende Apothekenpersonal bietet ihr sofort einen Stuhl an und bittet sie, sich hinzusetzen. Sie ist auffallend blaß und sagt auch, daß sie sich sehr schwach auf den Beinen fühle.

Kurz nachdem sie sich auf den Stuhl gesetzt hat, verdreht sie die Augen und sinkt zu Boden, wobei die hinzutretenden Angestellten sie gerade noch auffangen können, so daß die junge Frau unverletzt bleibt.

Während eine der Mitarbeiterinnen die Rettungsleitstelle telefonisch über die direkt neben dem Telefon deutlich sichtbar angeschriebene Notfallnummer informiert, beginnen die anderen Mitarbeiter mit diagnostischen und therapeutischen Erste-Hilfe-Maßnahmen, nachdem auch der Leiter der Apotheke herbeigerufen wurde.

Notfalldiagnostik

Bewußtseinslage:
Die junge Frau öffnet auf lautes Ansprechen die Augen, stöhnt dabei und hält sich mit beiden Händen den Bauch.

Atmung:
Sie ist blaß. Lippen, Ohrläppchen und Fingerspitzen sind nicht blau verfärbt. Sie atmet etwas unregelmäßig, etwa 15 bis 18mal/min.

Herz-Kreislauf:
Am Handgelenk ist der Puls kaum zu tasten, an der Halsschlagader ist er aber relativ gut festzustellen. Die Frequenz liegt deutlich über 100 Schlägen in der Minute.

Verletzung:
Dadurch, daß genügend Helfer zum Zeitpunkt des Kollapses der Patientin zur Verfügung standen, wurde sie gestützt und aufgefangen und zog sich somit keinerlei Sturzverletzungen zu.

Notfallmeldung:
▶ bewußtseinsgetrübte, junge Frau, die in der Apotheke kollabiert ist
▶ keine wesentliche Atemstörung
▶ deutliche Schockzeichen
▶ Bauchschmerzen.
Diese Notfallbefunde werden der Rettungsleitstelle mitsamt Namen und genauer Anschrift der Apotheke mitgeteilt.

Notfallmaßnahmen

Schockgefährdete oder schockierte Personen sind in eine 10 bis 15°-Kopftieflage, eine sogenannte Schocklage, zu bringen. Hierdurch wird das in der Peripherie der Beine befindliche Blut mobilisiert und das zentrale Blutvolumen vergrößert. Der Rückfluß von venösem Blut aus den Beinen in den Körperkern kann durch kurzzeitiges Anheben der Beine über die Schräglage hinaus (Taschenmesserposition) noch zusätzlich unterstützt werden. Dabei bleibt zu beachten, daß durch das Höhertreten des Zwerchfells in dieser Lage eine gleichzeitig bestehende Atemstörung verstärkt werden kann, so daß dieser Maßnahme gewisse (zeitliche) Grenzen gesetzt werden müssen.

Eine weitere wichtige Maßnahme in die-

Notfallsituationen

Teil
2

ser Situation ist die psychische Betreuung des Patienten. Das Tasten und Zählen des Pulses hat nicht nur rein medizinische Gesichtspunkte, sondern der körperliche Kontakt, das „Händchenhalten" und das beruhigende Einwirken auf die betroffene Person ist unverzichtbarer Bestandteil der Erste-Hilfe-Maßnahmen am Notfallort durch Laien, Rettungssanitäter und Ärzte. Die Vermeidung jeglicher Unsicherheit und Hektik, das ruhige Einsprechen, die Information über die bereits herbeigerufene (notärztliche) Hilfe dienen der Besserung der psychischen und körperlichen Symptome des Notfallereignisses.

Auch diese geschilderte Notfallsituation ist ein Beispiel dafür, daß nicht eine genaue Diagnosestellung durch den Laien das Wichtigste zur Einleitung von Erste-Hilfe-Maßnahmen ist, sondern daß die Erfassung der Bedrohlichkeit einer Situation, die Abgabe einer adäquaten Notfallmeldung und die Durchführung der, wenn auch beschränkten, so doch oft lebensrettenden oder zumindest komplikationsvermeidenden Behandlung unmittelbar vor Ort durch Laien sinnvoll möglich und notwendig ist.

Daß es sich bei der Patientin letztlich um eine Bauchhöhlenschwangerschaft handelte, bei der der Notarzt durch Sauerstoffgabe, Schaffung venöser Zugänge, Infusion von kolloidalen Volumenersatzmitteln und Gabe von Analgetika eine präklinische Erstbehandlung durchführte und anschließend in der Klinik eine Operation unmittelbar begonnen werden mußte, sei der Vollständigkeit halber angemerkt.

Krankheitsbild: Schock

Ursachen

Die akute Verminderung der Kreislaufleistung im Schock kann kardial verursacht sein durch:

▸ Herzinsuffizienz infolge von bradykarden oder tachykarden Herzrhythmusstörungen bzw. eine muskuläre Insuffizienz nach akutem Myokardinfarkt oder bei chronischer Herzmuskelschädigung (Kardiomyopathie) – kardiogener Schock

▸ Volumenmangelzustände als Folge von Blut- (Hämorrhagie), Plasma- (Verbrennung) bzw. Flüssigkeitsverlusten (Dehydratationszustände verschiedener Genese) können ebenfalls häufige Situationen mit Schockgefahr – hypovolämischer Schock – verursachen.

In praxi viel seltenere Ursachen eines akuten Schockgeschehens sind:

▸ Überempfindlichkeitsreaktionen z. B. gegenüber Medikamenten (Penicillin, Kontrastmitteln, Blutkomponenten) – anaphylaktischer Schock

■ oder durch Toxineinwirkung bedingte Kreislaufinsuffizienz bei einer Sepsis (bakterielle Substanzen, Exo-/Endotoxine) – septisch-toxischer Schock

Neben der akuten Herzinsuffizienz durch Herzrhythmusstörungen oder Herzmuskelschädigung als primär kardiale Ursache eines Kreislaufversagens spielen Volumenverluste in der Praxis die bedeutungsvollste Rolle.

Alle diese akuten Störungen führen zunächst zu einer mehr oder weniger drastischen Verschlechterung der Makro- und Mikrozirkulation mit einer Vielzahl sekundärer Kompensationsreaktionen, auf die hier nicht detailliert eingegangen werden kann.

Wenn auch eine ganz Reihe unterschiedlicher Vorgänge in einen Schockzustand einmünden können, so ist der Verlauf letztlich immer gleich.

Durch kritische Herabsetzung des Herzzeitvolumens bzw. der peripheren Zirkulation wird die Versorgung der Organe und Gewebe mit Sauerstoff und Energieträgern nicht mehr aufrechterhalten und es kommt dort zur Anhäufung von Stoffwechselmetaboliten mit einer Reihe von sekundären Veränderungen. Fehlt die rechtzeitige und angemessene Behand-

Bauchhöhlenschwangerschaft

Notfallsituation:

Etwa 25jährige Frau klagt über starke Schmerzen im Bauch und bittet um Herbeirufung eines Arztes. Sie ist auffallend blaß, fühlt sich schwach auf den Beinen und kollabiert.

Ursache:

Akute Störung der Bewußtseinslage auf der Grundlage einer Kreislaufstörung, z. B. durch Fehlverteilung des Blutes (Ohnmacht) oder absoluten Volumenmangel (Schock).

Zeichen:

- Schwäche, Sehstörungen
- Bewußtseinstrübung
- Blässe
- Schneller, selten langsamer Puls

Probleme:

Ist die Ursache des Kollapses eine Blutung nach außen (äußere Verletzung) oder innen (innere Blutung), so ist der Patient akut schockgefährdet und bedarf sofortiger ärztlicher Behandlung.

Erste-Hilfe-Maßnahmen:

- Flachlagerung
- Schocklage
- Sicherung der Atmung durch Freimachen und Freihalten der Atemwege
- Arztruf
- bei Hinweis auf äußere/innere Blutung: Notarztalarmierung

Nicht geeignet:

- Aufrechthaltung des Patienten erzwingen (Stützen, Hinsetzen)
- Anwendung von Hausmitteln, z. B. Riechsalz
- Bagatellisierung (was kann einer jungen Frau schon fehlen?)
- Hektik
- Unsicherheit

lung, gehen diese in eine irreversible Schädigung mit Zell-, Gewebs- oder Organuntergang über.

Volumenmangelschock

Störungen der Vitalfunktion Kreislauf können aus pathophysiologischer Sicht grundsätzlich zwei Ursachen haben.

Kommt es durch Funktionseinschränkungen des Herzens zu einem Abfall des gepumpten Blutvolumens, verringert sich die Zirkulation und es erfolgt eine Minderversorgung des Gewebes. Typische Ursachen solcher, kardial bedingter Kreislaufstörungen sind Herzinfarkt, Herzschwäche und Herzrhythmusstörungen.

Die zweite notfallmedizinisch bedeutungsvolle Ursache ist eine Verminderung der zirkulierenden Blutmenge, die in gewissem Umfang durch körpereigene Kompensationsmechanismen, wie Engstellung der Blutgefäße und Beschleunigung des Herzschlages aufgefangen werden kann (kompensierter Schock). Überschreiten die Blutvolumenverluste jedoch die Grenzen der Gegenregulationsmechanismen, kommt es zum Kreislaufversagen (dekompensierter Schock), wenn es nicht gelingt, durch entsprechende Maßnahmen (Blutstillung, Lagerung, Volumenersatz) die Verluste zu beenden und auszugleichen.

Typische Ursachen akuter Volumenverluste sind Blutungen nach außen (Wunden, Knochenbrüche) oder innen (Magen-Darmblutungen, Blutungen in die freie Bauchhöhle bei Milz- und Leberverletzungen, in die Brusthöhle bei Lungenverletzungen) sowie Plasma- bzw.

Wasser-Elektrolyt-Verluste (Verbrennungen, massives Erbrechen oder
Durchfälle).

Die typischen Schockzeichen sind die
Störung des Bewußtseins mit Unruhe,
Benommenheit, häufig inadäquate Ver-
haltensweisen, Bewußtseinstrübung bis
hin zum Koma (als Ausdruck der Minderversorgung des Gehirnes mit Sauerstoff), Blässe des Patienten mit kühler,
eventuell kaltschweißiger Haut und
schnellem, schlecht tastbarem Puls. Der
Blutdruck, insbesondere der systolische
Wert, ist vermindert.

Charakteristisch ist besonders bei jungen
Menschen die geringe Differenz zwischen beiden Blutdruckwerten (z. B.
110/95 mm Hg), was durch die kompen-
satorische Engstellung der Gefäße mit
Anstieg des diastolischen Wertes bei ver-
mindertem systolischem Blutdruck bedingt ist (kleine Blutdruckamplitude).

Die Basistherapie beim Volumenmangelschock besteht, wann immer möglich,
in der Blutstillung (z. B. Druckverband
bei starken Blutungen aus Extremitäten-
verletzungen) und Lagerung des Patienten in Schocklage. Die ärztliche Behandlung umfaßt vor allem die Wiederauffül-
lung des Kreislaufes mit Blutersatzmit-
teln (z. B. Hydroxyethylstärke [HAES
200], Dextran 60 oder Gelatine-Prä-
parate).

2.13
Akuter Bauchschmerz

Notfallsituation

Eine etwa 50jährige, stark übergewichtige Frau betritt die Apotheke und bittet um „Abgabe der Schmerzzäpfchen, die ihr beim letzten Mal so gut gegen die Bauchschmerzen geholfen hätten". Der Hausarzt sei derzeit im Urlaub und den anderen, am Ort ansässigen Arzt möchte sie wegen einer mehrere Jahre zurückliegenden Auseinandersetzung nicht aufsuchen.

Notfalldiagnostik

Sie berichtet, daß bereits vor vielen Jahren zufällig bei ihr Gallensteine festgestellt worden seien, man aber von einer weiteren Therapie, sprich Operation, abgesehen habe. Im Rahmen einer akuten Steinkolik-Episode habe sie von ihrem Hausarzt damals eine Spritze erhalten, die ihre Beschwerden für längere Zeit habe völlig verschwinden lassen. Immer wieder aufgetretene Schmerzzustände habe sie erfolgreich mit „Schmerzzäpfchen" behandelt.

Man bittet die Patientin in einen Nebenraum der Apotheke und bietet ihr an, sich auf einer Couch niederzulegen.

Die Patientin ist unruhig, klagt über Brechreiz und Übelkeit. Die wellenförmig anschwellenden und auch wieder nachlassenden Schmerzen gingen vom Bauch aus und würden z. T. „bis in die Schultern und in die Wirbelsäule hineinreichen". Die Pulsfrequenz liegt bei 120 Schlägen/min. Der Blutdruck wird mit 150/95 mmHg gemessen.

Erste-Hilfe-Maßnahmen

Angesichts der Stärke der Beschwerden und aufgrund der Information, daß diese seit Stunden anhaltenden Schmerzen weit über das hinausgingen, was die Patientin in den letzten Jahren erlebt habe, unterrichtet der Apotheker die Rettungsleitstelle von der Situation, die daraufhin einen Krankentransportwagen entsendet.

Bis zu deren Eintreffen wird die Patientin auf der Couch mit mäßig erhöhtem Oberkörper gelagert und zur Entspannung der Bauchdecke wird ein Kissen unter die Knie gelegt. Als sie zu würgen beginnt und sich übergeben muß (sie erbricht nur sehr wenig gelben Schleim), stützt man sie und bietet ihr hierzu ein entsprechend geeignetes Gefäß (Nierenschale) an.

Nach Eintreffen der Rettungssanitäter wird sie in gleicher Weise auf der Trage gelagert und unter Überwachung von Atmung und Kreislauf in das örtliche Krankenhaus (medizinische Abteilung) gebracht, da sie strikt eine Vorstellung beim Chirurgen ablehnt. Nach entsprechender Diagnostik wird sie jedoch noch im Verlauf des späten Abends notfallmäßig operiert, wobei eine stark entzündete und kurz vor der Perforation stehende Gallenblase mit mehreren Steinen entfernt wird.

Von besonderer Wichtigkeit ist es bei diesen unter starken Schmerzen leidenden Menschen, durch eine mitfühlende und dennoch sachlich-zielstrebige Führung eine situationsgerechte Betreuung durchzuführen. Die Vermittlung der Zuversicht auf eine bald eintreffende Hilfe und die Aussicht, gezielt und umfassend versorgt zu werden, sind vorrangige

Ziele der Betreuung durch Laien am Notfallort.
Nicht geeignete Maßnahmen in der Hand von Laien sind die gut gemeinte

Akuter Bauchschmerz

Notfallsituation:
Etwa 50jährige übergewichtige Patientin klagt über starke Bauchschmerzen und bittet um Abgabe von Suppositorien, die sie vor längerer Zeit verschrieben bekommen hatte.

Vorgeschichte:
Seit Jahren gesichertes Gallensteinleiden mit einmal aufgetretener Kolikepisode, die auf intravenöse Gabe von Spasmolytika/Analgetika gut angesprochen habe. Rezidivierende Beschwerden wurden mit analogen Suppositorien erfolgreich behandelt.

Zeichen:
- Unruhe
- Übelkeit, Erbrechen
- Schmerzen im Oberbauch mit Ausstrahlung in Rücken und Schultern
- Schneller Puls (120/min.)
- Blutdruckerhöhung (150/95 mmHg)

Erste Hilfe-Maßnahmen:
- Beruhigung
- Lagerung mit erhöhtem Oberkörper und Knierolle
- Überwachung der Vitalfunktionen, Atmung und Kreislauf
- Arztalarmierung (Hausarzt, ggf. Rettungsdienst)

Nicht geeignet:
Gabe von Medikamenten zur Minderung der Übelkeit oder Zufuhr von Schmerzmitteln (Gefahr der Verstärkung der Beschwerden, Erschwerung der weiteren Diagnostik, Risiko der verspäteten Behandlung)

Gabe von Medikamenten zur Verminderung des Brechreizes (z. B. Metoclopramid), da hierdurch eventuell eine Verstärkung der Beschwerden möglich wäre. Auch die Gabe von Schmerzmitteln, sollte primär nicht von Laien durchgeführt werden, da sich hierdurch die Abklärung durch den Arzt erheblich erschwert und ggf. durch eine Verzögerung der Diagnosestellung für den Patienten erhebliche negative Konsequenzen auftreten können. Darüber hinaus gibt es einige, wenn auch sehr seltene Erkrankungen, bei denen durch die Gabe bestimmter, sonst gerne und erfolgbringend eingesetzter Medikamente vom Typ des Metamizol Komplikationen auftreten können.

Krankheitsbild: Akutes Abdomen

Eine Fülle von internistischen und chirurgischen Erkrankungen und Störungen kann zu akuten Bauchschmerzen führen. Typisch sind plötzlicher Beginn und Zunahme der Beschwerden innerhalb kurzer Zeit. Häufig sind die Schmerzen so stark, daß die Betreffenden sich krümmen und umherwälzen.
Angesichts der Schwierigkeit, sofort und ohne weitere Hilfsmittel eine (ärztliche) Diagnose zu stellen, hat es sich bewährt, diese Patienten zunächst unter dem Begriff „Akutes Abdomen" zusammenzufassen. Gemeint sind hiermit alle plötzlich auftretenden, behandlungsbedürftigen Störungen von Organen des Bauchraumes.
Ursächlich kommen vor allem Entzündungen (Bauchspeicheldrüse, Blinddarm usw.), Verschlußerscheinungen der Hohlorgane (Nieren-, Gallenkolik), Einklemmungen (Hernien), Durchblutungsstörungen (Darminfarkt) und Perforationsereignisse (Magendurchbruch) in Betracht. Aber auch Stoffwechselstörungen (Diabetes mellitus) und Vergiftungen (Nahrungsmittel) sind nicht selten

Ursache eines Zustandes, der eine ärztliche Untersuchung und Behandlung erfordert. Ergänzend seien akute Störungen in primär außerhalb des Bauchraumes gelegenen Organen (z. B. Herzinfarkt, Lungenembolie) genannt, die vorrangig als akute (Ober-)Bauchschmerzen imponieren können.

Besondere notfallmedizinische Brisanz haben dabei diejenigen Zustände und Krankheitsbilder, die mit Störungen der Kreislauffunktion (Darmblutung mit nachfolgendem Kreislaufschock) verbunden sind. Aus diesem Grunde ist die Erstdiagnostik, wie in der Notfallmedizin üblich, primär auf die Erfassung einer vital bedrohlichen Störung von Atmung und Herz-Kreislauf-Funktion ausgerichtet. Daneben sind Beeinträchtigung der Bewußtseinslage als Ausdruck der im Schock gestörten Versorgung des Gehirnes diagnostisch wichtig und für die Einschätzung der vitalen Bedrohung maßgebend.

Entscheidend für den Ersthelfer ist die adäquate Notfallmeldung und die Überbrückung der Zeit bis zum Eintreffen qualifizierter Helfer durch eine situationsgerechte Lagerung und psychische Betreuung des Patienten. Die Gabe von Medikamenten verbietet sich angesichts vielfältiger Komplikationsmöglichkeiten.

Notfallsituationen

Teil
2

2.14
Schnittverletzung mit starker Blutung

Notfallsituation

Beim Auspacken in besonders stabilen Kartons angelieferter Materialien verletzt sich eine Mitarbeiterin am linken Handgelenk (Innenseite) mit einem speziellen, sehr scharfen Schneidewerkzeug. Es kommt unmittelbar zu einer starken, pulsierenden, hellroten Blutung, wobei ein notfallmäßig auf die Verletzung aufgedrücktes Taschentuch sofort durchgeblutet ist.

Notfalldiagnostik

Stärke des Blutverlustes, Lokalisation der Verletzung und Farbe des Blutes sind typisch für eine arterielle Blutung. Während die Verletzung von Kapillaren oder von venösen Gefäßen zu mehr kontinuierlich fließenden (Sicker-)Blutungen führt, bei denen das Blut eine dunkelrote (sauerstoffarme, reduzierte) Färbung besitzt, ist eine arterielle Blutung meist von pulsierendem Charakter, wenn das hell- bis mittelrote (sauerstoffreiche, oxygenierte) Blut pulssynchron unter Druck (Blutdruck) aus der Verletzungsstelle austritt.

Erste-Hilfe-Maßnahmen

Die herbeigerufene Apothekerin übernimmt die Erstbehandlung unter Zuhilfenahme eines konventionellen Verbandskastens. Sie bittet ihre Mitarbeiterin, sich auf einer Liege flach hinzulegen.
Der betroffene Arm wird hochgehalten, um bei bestmöglichem venösen Abfluß und reduziertem arteriellem Zufluß eine Verminderung der Blutung zu erzielen.

Bis zur Bereitstellung der notwendigen Verbandsmittel komprimiert sie zusätzlich die Oberarmschlagader durch Druck

Arterielle Blutung

Notfallsituation:
Stark blutende Schnittverletzungen im Handgelenkbereich

Zeichen:
- Pulsierende Blutung von relativ hellrotem Blut
- Notfallmäßig aufgedrücktes Taschentuch ist sofort durchgeblutet

Probleme:
Durch Verletzung großer Gefäße (Venen und insbesondere Arterien) innerhalb kurzer Zeit große Blutverluste mit Schockgefahr

Erste-Hilfe-Maßnahmen:
- Hochhalten der betroffenen Extremität
- Sterile Wundabdeckung. Druckverband ggf. mehrfach wiederholen
- Vorübergehendes Abdrücken der zuführenden Arterie
- Flachlagerung des Betroffenen, ggf. Schocklage
- Beruhigung, Betreuung

Nicht geeignet:
- Abbindung

Beim Versuch, eine Abbindung durchzuführen, Erzeugen einer Stauung mit zusätzlicher Verstärkung der Blutung, wenn der Druck zwischen systolischem und diastolischem Blutdruck liegt auf den Oberarmknochen, um den drohenden Blutverlust so gering wie möglich zu halten.

Anschließend wird nach Auflegen zweier zusammengerollter Mullkompressen ein Verbandspäckchen im Sinne eines Druckverbandes aufgebracht.

Da nach kurzzeitiger, probatorischer Freigabe des Blutstromes am Oberarm der Verband schnell durchblutet, wird ein zusätzlicher, ebenfalls aus einem Verbandspäckchen gebildeter Kompressionsverband forciert auf den ersten Verband aufgebracht. Erst nach Beendigung der Verbandsmaßnahmen wird die Kompression der Oberarmarterie endgültig aufgehoben.

Nach Abschluß der Erste-Hilfe-Maßnahmen wird die Mitarbeiterin von einer Kollegin in die chirurgische Ambulanz des örtlichen Krankenhauses gebracht. Der dortige Chirurg übernimmt die weitere (konservative) Behandlung der Verletzung.

Notfallsituationen

Teil 2

2.15
Sturz auf der Treppe

Notfallsituation

Die in der Apotheke ihres Ehemannes mitarbeitende, etwa 55jährige Frau stürzt auf der in zusätzliche Kellerlagerräume führenden Treppe so unglücklich, daß sie sich einen knienahen, offenen Unterschenkelbruch zuzieht.

Die übrigen Mitarbeiter wollen ihr unmittelbar zu Hilfe kommen und sie in das Erdgeschoß zurückbringen, was sie aber wegen starker Schmerzen ablehnt. Der glücklicherweise erst kürzlich wieder in Erster Hilfe ausgebildete Ehemann ergreift daraufhin die korrekten Maßnahmen.

Notfalldiagnostik

Nach Information über die aktuellen Beschwerden, die sich auch nach genauem Befragen ausschließlich auf das linke Bein beziehen (keine Kopfverletzung, kein Hinweis auf Gehirnerschütterung, keine atemabhängigen Schmerzen im Brustraum, völlige Unversehrtheit der Arme und des rechten Beines), lagert der Mann seine Frau flach auf dem Rücken auf dem Fußboden. Er legt dabei zum Schutz gegen Auskühlung eine Decke unter den Rumpf. Unter den Nacken erhält die Frau als Ersatz für ein Kissen ein kleines Polster.

Die Pulsfrequenz liegt bei 88 Schlägen/min., der Puls ist gut tastbar und regelmäßig. Aus der Verletzung direkt unterhalb des rechten Knies blutet es aus einer etwa 3 cm klaffenden Wunde. Der Unterschenkel und Fuß ist „unnormal" nach außen gedreht. Die aktive Beweglichkeit des Fußes ist schmerzhaft blockiert.

Erste-Hilfe-Maßnahmen

Während man der Frau gut zuredet, wird das Bein nun sehr vorsichtig, unter dosiertem Zug am Fuß, mit Hilfe der zur Verfügung stehenden Hilfsmittel ruhiggestellt. Eine zur Rolle umgebildete Packung weichen Materials wird behutsam unter das betroffene Knie geschoben, um so eine möglichst schmerzarme Lagerung in leichter Beugestellung zu erzielen.

Entscheidend aber ist die sofortige Blutstillung, um nicht neben der lokalen Schädigung des Knochen-, Bänder- und Muskelapparates eine jederzeit durch den Blutverlust drohende Situation eines Kreislaufschockes entstehen zu lassen.

Unter den Bedingungen, wie sie hier vorliegen, sollte zunächst eine Abdeckung der Verletzungsstelle, z. B. mit sterilen Mullkompressen, erfolgen. Anschließend kann mit einem Verbandspäckchen ein Bindenverband durchgeführt werden. Angesichts der Stärke der Blutung wird zusätzlich ein sogenannter Druckverband angelegt, der für die Erstversorgung eine ausreichende Blutstillung und Wundabdeckung darstellt.

Parallel zur Durchführung der beschriebenen Maßnahmen weist der Apotheker eine Mitarbeiterin an, die Rettungsleitstelle von der Situation zu unterrichten und um Alarmierung eines Rettungswagens zu bitten.

Bis zu dessen Eintreffen überwacht er die Wirksamkeit der Blutstillungsmaßnahmen (Durchbluten des Verbandes), die Kreislauffunktion (Pulsfrequenz und -qualität) und achtet auf das Auftreten zusätzlicher Störungen (Veränderung der Bewußtseinslage und/oder der Atmung, neu auftretende Beschwerden).

Die Betreuung besteht vorrangig in einer Lagerung des betroffenen Beines in einer möglichst schmerzarmen Position und der Vermittlung des Bewußtseins, daß alle notwendigen Hilfsmaßnahmen eingeleitet wurden.

Auch die Beruhigung darüber, daß normalerweise dem Patienten obliegende Verpflichtungen unmittelbar von dazu geeigneten Personen wahrgenommen werden können, können dem Betroffenen in der gegebenen Situation eine besondere Hilfestellung sein.

Extremitätenfraktur

Verletzungen der Extremitäten gehören zu den häufigsten akuten Notfallsituationen überhaupt und lassen sich grundsätzlich in geschlossene (Bluterguß, Zerrung, Verrenkung, Bruch) und offene Verletzungen (Haut- und Weichteilschäden, Knochenverletzungen) sowie in Ereignisse mit zusätzlicher Schädigung von Nerven und Gefäßen unterteilen. Eine differenzierte Unterscheidung der Knochenbrüche in erst-, zweit- und drittgradig offene Frakturen ist für den Laien nicht von Bedeutung, sondern muß dem Arzt vorbehalten bleiben.

Ursache für Extremitätenfrakturen sind neben Unfällen in Verkehr und Beruf sogenannte Freizeitunfälle, die angesichts der zunehmenden Risikobereitschaft in Sport und Freizeitgestaltung immer häufiger auch schwerwiegenden Charakter besitzen.

Die genaue Diagnose des Verletzungsausmaßes ist praktisch nie am Notfallort möglich, sondern kann erst im Krankenhaus durch spezielle Untersuchungsverfahren, wie z. B. Röntgen, erfolgen. Dies ist aber auch für die Erstbehandlung für den Laien vor Ort nicht notwendig. Schmerzen, Fehlstellung, Verformung, Anschwellen sowie Blutung und eventuell Sichtbarwerden von Knochenteilen sind eindeutige Hinweise auf eine behandlungsbedürftige Schädigung. Ein

weiteres, immer wieder genanntes, sicheres Knochenbruchzeichen ist das Knochenknirschen bei Bewegung der Frakturenden gegeneinander. Angesichts der Gefahr, hierdurch zusätzliche Schäden (Weichteil-, Nerven-, Gefäßverletzungen) und starke Schmerzen auszulösen, muß vor derartigen Maßnahmen aber sehr gewarnt werden.

Zusätzlich von großem Informationsgehalt sind die Angaben des Betroffenen zum Unfallhergang, da hierdurch häufig Hinweise auf die Einwirkung von Gewalt

Extremitätenfraktur

Notfallsituation:
Eine Frau stürzt auf der Treppe und zieht sich einen offenen, blutenden Unterschenkelbruch zu.

Zeichen:
- Schmerzen
- Blutung
- Bewegungsunfähigkeit
- Fehlstellung des Unterschenkels und Fußes

Probleme:
- Schmerzen
- Blutverlust (nach außen und in das umliegende Gewebe)
- Schockgefährdung
- Infektionsgefahr

Erste-Hilfe-Maßnahmen:
- Ruhigstellung, Lagerung
- Blutstillung, Wundabdeckung
- Flachlage
- Persönlicher Zuspruch
- Alarmierung der Rettungsleitstelle

Nicht geeignet:
- Entfernung von Fremdkörpern
- Manipulation im Wund-Fraktur-Bereich
- Desinfektion
- Tieflagerung

Notfallsituationen

Teil 2

und auf eventuell vorliegende Begleitverletzungen zu gewinnen sind.

Unabhängig von der Ausdehnung der Wunde, deren Verschmutzung und Stärke der Blutung hat schnellstmöglich eine großflächige Wundabdeckung zum Schutz vor weiterer Verschmutzung und insbesondere zur Vermeidung einer bakteriellen Verunreinigung zu erfolgen. Dagegen verbietet sich jede Manipulation im Wundbereich mit den naturgemäß improvisierten Möglichkeiten am Notfallort. Das Auswaschen einer Wunde bzw. die Desinfektion mit mehr oder weniger hierzu geeigneten Lösungen kann getrost der Klinik überlassen werden. Eine flächenmäßig ausreichende, saubere (sterile) Wundabdeckung aber ist eine wichtige notfallmedizinische Erstmaßnahme.

Auch in der Wunde befindliche (vermeintliche) Fremdkörper sollen zunächst immer belassen werden und können im Krankenhaus unter kontrollierten Bedingungen entfernt werden.

Eine vorsichtige, sachgerechte Korrektur grober Fehlstellungen unter Längszug kann dagegen, auch in der Hand des behutsam vorgehenden Laienhelfers, eine sinnvolle und nützliche Maßnahme sein. Hierdurch kann zum einen häufig eine Schmerzlinderung erreicht, andererseits durch Entlastung der unter Spannung stehenden Weichteile drohenden zusätzlichen Verletzungen vorgebeugt werden.

Eine bei allen Verletzungen stets bestehenden Schockgefahr darf nicht unterschätzt werden. Nicht nur Blutungen nach außen, die in ihrer Größe häufig überschätzt werden, sondern vor allem Blutverluste in Weichteile und Körperhöhlen hinein (häufig übersehen oder zumindest unterschätzt) vermindern das aktuell vorhandene Blutvolumen und bedrohen die Kreislauffunktion des Betroffenen nachhaltig. So ist z. B. bei einem Oberschenkelbruch davon auszugehen, daß sehr schnell 500 bis 1000 ml Blut in das Gewebe austreten und eine Schocksituation provozieren können.

Nur durch Flachlagerung und sofortige effektive Blutstillungsmaßnahmen kann hier wirksam drohenden Komplikationen vorgebeugt werden.

2.16
Blutvergiftung

Notfallsituation

In einer ländlichen Region bittet eine gut bekannte, jüngere Frau um Abgabe einer „Rheumasalbe für die Oma", die „es mal wieder im Arm habe". Der Apotheker, der von der Schultergelenksarthrose der Großmutter weiß, verkauft ihr daraufhin, wie bereits mehrfach in den vergangenen Jahren, eine rezeptfreie, durchblutungsfördernde Salbe.

Als die Großmutter drei Tage später selbst in die Apotheke kommt, um eine „stärkere Salbe" zu erhalten, wird der tatsächliche Anlaß ihrer Armbeschwerden offenbar. Den gesamten Unterarm zieht sich auf der Beugeseite ein roter Strich entlang, der an einem geschwollenen und druckempfindlichen Lymphknotenknäuel in der Ellenbeuge endet. Auch die Lymphknoten in der Achselhöhle sind schmerzhaft angeschwollen. Ursache ist eine schwere Nagelbettentzündung am Ringfinger, die zu einer massiven Veränderung der beiden Fingerendglieder geführt hat.

Erste-Hilfe-Maßnahmen

Der Apotheker erkennt unmittelbar die Bedeutung des Befundes und weist die alte Dame intensiv an, sich sofort in ärztliche Behandlung zu begeben. Er informiert sie über die Ursache und die Schwere der Schädigung und weist auf die Notwendigkeit eines unmittelbaren chirurgischen Eingriffes hin. Er meldet sie bei einem im Nachbarort praktizierenden, chirurgisch ausgebildeten Arzt an. Er weist sie zusätzlich an, bis zum Eintreffen dort den Arm ruhig zu halten und knüpft ihr hierzu mit Hilfe eines Dreiecktuches einen Armtrageverband. Mit dem Taxi wird sie anschließend in die Arztpraxis gebracht.

Die beschriebene Situation gibt einmal mehr die Verantwortung des Apothekers als Weichensteller für die medizinische Versorgung der Bevölkerung wieder. Nur durch ständige Wachsamkeit und überlegten Einsatz der Medikamente und medizinischen Hilfsmittel in einer Apotheke kann eine frühzeitige Erkennung sich anbahnender Erkrankungen und Schädigungen sowie die bestmögliche Behandlung erzielt werden.

Wunden

Eine Wunde entsteht durch äußere Einwirkung von mechanischer Kraft, Hitze, Kälte oder durch chemische Stoffe. Je nach Intensität können Gefäße, Nerven, Muskeln, Knochen und andere Organe mitbetroffen sein. Dabei kommt es zu Schmerzen und zu Blutungen. Eventuell können auch weitere Funktionen, z. B. bei Brüchen, Nervenläsionen usw. beeinträchtigt sein.

Durch Zerstörung des Schutzmantels der Haut können Krankheitserreger eindringen. Es besteht lokale und allgemeine Infektionsgefahr. Durch den verletzenden Gegenstand, z. B. bei Bißwunden, durch sonstige Verschmutzung oder durch Berührung der Wunde kann es zu einer Wundinfektion mit Wundheilungsstörungen kommen. Auch bei kleinsten, eventuell sogar zunächst unbemerkt gebliebenen oder unterschätzten Verletzungen kann es zu einer begrenzten, später aber sich weiter ausbreitenden Infektion kommen.

Zeichen der fortschreitenden Entzündung sind rote, streifenförmige Verfär-

Nagelbettentzündung

Notfallsituation:
Bei einer älteren Frau entwickelt sich, ausgehend von einem ausgeprägten Nagelbettpanaritium, eine „Blutvergiftung".

Zeichen:
- Schmerzen
- Schwellung
- Roter Strich im Verlauf der Lymphgefäße
- Lymphknotenschwellung

Probleme:
- Ausbreitung der Entzündung
- Verschleppung von infektiösem Material
- Sepsisentwicklung

Erste-Hilfe-Maßnahmen:
- Ruhigstellung
- Arztvorstellung, z. B. Chirurg

Nicht geeignet:
- Bewegung
- Verschleppung einer chirurgischen Intervention

bungen, die von der Wunde ausgehen und in Richtung zum Herzen ziehen, klopfende Schmerzen, schmerzhaftes Anschwellen der Lymphdrüsen in der betroffenen Region und eventuell Fieber als Zeichen der Reaktion des Gesamtorganismus.

Grundsätzlich sollte jede Wunde wegen der allgegenwärtigen Infektionsgefahr zunächst so belassen werden, wie sie vorgefunden wurde und keimfrei, z. B. mit einem Verbandpäckchen, abgedeckt werden. Sie sollte nicht berührt und nicht ausgewaschen werden. Keinesfalls sollten irgendwelche Puder, Salben oder Lösungen angewendet werden, da diese neben Schmerzen weitere Komplikationen im Sinne von zusätzlicher Besiedelung mit Bakterien bzw. eine Störung der lokalen Blutstillung bewirken.

In der Wunde befindliche Fremdkörper sollen von Laien nicht entfernt werden, da hierbei einerseits zusätzliche Verletzungen verursacht und andererseits stärkere Blutungen ausgelöst werden können.

Eine Ruhigstellung des Wundbereiches durch einen geeigneten Verband verhindert Schmerzen und Nachblutungen.

Selbstverständlich ist bei allen derartigen Situationen die Beachtung der speziellen psychischen Belastung des Betroffenen, die eine einfühlsame, aber auch zielgerichtete Handlungsweise des Ersthelfers erforderlich macht.

Der häufig vernachlässigte Impfschutz gegen Wundstarrkrampf (Tetanus) sollte spätestens in solchen Situationen überprüft und bei Bedarf nachgeholt bzw. ergänzt werden. Grundsätzlich sind drei Basisimpfungen innerhalb von sechs bis zwölf Monaten notwendig, die dann einen etwa zehn Jahre anhaltenden Schutz vor Wundstarrkrampfinfektionen gewährleisten. Im Zweifelsfall sollte immer eine großzügige Indikation für Ergänzungs- bzw. Wiederauffrischungsimpfungen gesehen werden.

2.17
Schwerverletzter Motorradfahrer

Notfallsituation

Auf einer autobahnähnlich ausgebauten Bundesstraße, die für den Durchgangsverkehr als Innenstadtumgehung dient (erlaubte Geschwindigkeit 70 km/h), kollidiert auf regennasser Fahrbahn ein auf der Überholspur fahrendes Motorrad mit einem plötzlich nach links ausscherenden PKW. Der Motorradfahrer stürzt und verletzt sich schwer, die PKW-Insassen bleiben unversehrt.

Die Mitarbeiter einer in unmittelbarer Nähe der Unfallstelle gelegenen Apotheke hören Bremsgeräusche und erkennen die Situation. Während eine Mitarbeiterin über die allgemeine Notrufnummer 110 die Polizei unterrichtet, laufen der Apotheker und eine weitere Mitarbeiterin zur Unfallstelle, um erste Hilfsmaßnahmen einzuleiten.

Dort haben bereits zwei PKW-Fahrer durch Einschalten der Warnblinkanlage und Abstellen der Fahrzeuge rückwärts vom Unfallort die Notfallstelle abgesichert. Zusätzlich läuft eine weitere Person am mittleren Fahrbahnrand dem Verkehr entgegen, um in etwa 100 Meter Entfernung das Warndreieck auf der linken Fahrspur aufzustellen.

Notfalldiagnostik

Der Apotheker findet den Motorradfahrer bewußtlos in einer Blutlache auf dem Mittelstreifen, unter der Leitplanke liegend auf. Die Frage, ob das Motorrad nur mit einer Person besetzt gewesen sei, wird von allen Umstehenden bejaht. Er öffnet vorsichtig das Visier des Sturzhelmes und spricht den jungen Mann an.

Dieser reagiert nicht; er ist blaß, hat blauverfärbte Lippen und gibt schnarchende, stöhnende Laute von sich. Der Puls an der Halsschlagader ist gut tastbar. Die Herzfrequenz liegt bei etwa 120 Schlägen/min. Der rechte Unterschenkel scheint verletzt zu sein. Aus der zerissenen Lederbekleidung sickert Blut. Auch der rechte Unterarm ist verletzt.

Erste-Hilfe-Maßnahmen

Der Apotheker beginnt, unter Mithilfe weiterer Anwesender, vorsichtig den Sturzhelm des Motorradfahrers abzunehmen. Dabei wird insbesondere auf eine Ruhigstellung der Halswirbelsäule geachtet. Anschließend wird durch Vorziehen des Unterkiefers im Sinne des Esmarch'schen Handgriffes für freie Atemwege gesorgt. Durch diese Manipulation lassen sich die Atemwege freimachen. Die Atemgeräusche verschwinden. Die Atemfrequenz liegt bei zehn Atemzügen/min., die Blauverfärbung der Lippen verringert sich.

Während der Apotheker weiterhin in der beschriebenen Weise die Atemwege freihält, ziehen Anwesende den rechten Stiefel aus. Die aus einem herbeigebrachten Autoverbandskasten entnommene Schere erweist sich zum Aufschneiden der Hose der Lederkombi als völlig untauglich. Auch das Verbandsmaterial ist wegen Überalterung (das Pflaster ist eingetrocknet) oder Unvollständigkeit (offensichtlich diente der Kasten den Kindern des Besitzers zum „Doktorspielen") kaum brauchbar.

Der Apotheker schickt daraufhin seine Mitarbeiterin in die Apotheke zurück mit der Maßgabe, geeignete Hilfsmittel (Schere, Verbandsmaterial, Blutdruckmeßmanschette und Stethoskop) zu holen und bittet sie zusätzlich, noch einmal nachzufragen, ob der Notarztwagen alarmiert sei.

Während dieser Maßnahme werden weiter die Atemwege freigehalten und die Atemtätigkeit überwacht.

Nach vorsichtigem Entfernen der Beinbekleidung findet sich ein knienaher, offener und stark blutender Unterschenkelbruch. Mit Hilfe der inzwischen herbeigebrachten Verbandsmittel wird eine sterile Abdeckung der Wunde vorgenommen und ein Druckverband improvisiert. Auch die Verletzung am rechten Unterarm, es scheinen nur oberflächliche Schürfungen und Weichteilschädigungen vorzuliegen, wird steril abgedeckt und verbunden.

Als die Blutung am rechten Bein nicht sofort nach Anlegen des Druckverbandes zum Stehen kommt, wird eine Abbindung im Bereich des rechten Oberschenkels, zunächst mit Hilfe der Blutdruckmanschette versucht. Als dies wegen des großen Beinumfanges und des nicht ausreichend haftfähigen Klettverschlusses der Manschette nicht gelingt, greift man zu zwei Dreieckstüchern, die zusammengerollt um den Oberschenkel geschlungen und verknotet werden.

Erweiterte Maßnahmen

Der zu diesem Zeitpunkt eintreffende Notarzt wird von dem Apotheker über die Gesamtsituation und die eingeleiteten Behandlungsmaßnahmen unterrichtet. Er beginnt daraufhin den Patienten kurz und gezielt zu untersuchen. Dieser reagiert nach wie vor nicht auf Ansprache oder Berührung. Er öffnet auf Schmerzreize hin nicht die Augen, sondern beantwortet diese nur mit ungezielten Beuge- und Drehbewegungen. Die Pupillen sind mittelweit und reagieren seitengleich träge auf Licht. Der Lidschlußreflex ist erhalten. Der Patient atmet unregelmäßig etwa sechs- bis achtmal in der Minute. Die Lippen erscheinen blaß-blau verfärbt. Die (regelmäßige) Pulsfrequenz liegt bei 140 Schlägen/min. Der Blutdruck ist kaum meßbar.

Brustkorb und Bauch scheinen unverletzt. Auch das Becken und das linke Bein scheinen keinen größeren Schaden genommen zu haben. Die Weichteilverletzung am rechten Unterarm scheint ausreichend versorgt. Der Verband deckt die gesamte verletzte Region ab und ist nur gering durchgeblutet.

Am rechten Unterschenkel blutet es dagegen sehr stark durch den provisorischen, wenig effektiven Druckverband. Eine Inspektion des rechten Beines zeigt, daß die als Abbindung gedachten Binden im Sinne einer Stauung wirken und so die Blutung verstärken, statt zu einer Blutstillung beizutragen. Ziel einer Abbindung ist nämlich, durch Kompression der zuführenden Arterie einen Blutzufluß in die betroffene Extremität zu beenden. In der ganz großen Mehrzahl der von Laien und Ersthelfern angelegten Abbindungsversuche liegt der Kompressionsdruck aber nicht hoch genug. Bei einem etwas verminderten, aber nicht unterbrochenen arteriellen Zufluß und vollständiger Unterbindung des venösen Abflusses, der wesentlich leichter erreicht werden kann, da der Druck im venösen System ungleich niedriger ist als im arteriellen System, und deshalb leichter gestoppt werden kann, nimmt die Blutung als Bilanz zwischen erhaltenem Zufluß und aufgehobenem Abfluß noch zu, statt zu sistieren.

Die beiden zusammengerollten Dreieckstücher werden sofort entfernt und statt dessen ein weiterer, breiter Druckverband auf den bestehenden aufgebracht. Zusätzlich wird der Patient unter vorsichtigem Zug am verletzten Bein auf die Trage gehoben und in eine Schocklage (15°-Kopftieflage) gebracht.

Anschließend werden zwei großlumige venöse Zugänge gelegt, über die bis zur Ankunft in der Notaufnahme der Klinik

1800 ml Volumenersatzmittel (Hydroxy-ethylstärke 200, 6%) und Ringer-Lactat-Lösung infundiert werden. Dann wird der Patient in den Rettungswagen gebracht.

Angesichts der Konstellation
- tiefbewußtloser Patient ohne Schutzreflexe,
- ungenügende Spontanatmung,
- ausgeprägter Blutverlust,
- unmittelbar bevorstehende operative Versorgung der Verletzung

wird der Patient vom Notarzt nach Narkoseeinleitung endotracheal intubiert und künstlich mit 100% Sauerstoff beatmet. Der Blutdruck steigt unter der Behandlung auf 100 mm Hg systolisch an, die Pulsfrequenz ist rückläufig, die Zyanose verschwindet.

Nach Ankunft in der Klinik werden die notwendigen Röntgenaufnahmen und Blutuntersuchungen durchgeführt und der Patient anschließend direkt in den Operationssaal gebracht.

Die Abschlußdiagnosen lauten:
- Schwere, gedeckte Schädel-Hirn-Verletzung mit mehreren Prellungsherden und Einblutungen in das Gehirn
- Ausgedehnte Einblutungen und Stauchungen der rechten Lunge
- Offener knienaher Unterschenkelbruch rechts mit Verletzung der Arterie und Zerrung der Nerven
- Erhebliche Weichteilschäden am rechten Unterarm

Der Patient liegt nach der operativen Versorgung insgesamt neun Tage auf der Intensivtherapiestation und wird später in eine Rehabilitationsklinik verlegt.

Anmerkung:
Die klassischen Maßnahmen zur Ersten Hilfeleistung bei Verletzungen bestehen in Wundabdeckung und Verband. Liegt eine stärkere Blutung vor, kann in der ganz großen Mehrzahl der Situationen durch Anlegen eines Druckverbandes eine ausreichende Erstversorgung und Blutstillung erreicht werden. Auch die vorsichtige Hochlagerung kann zusätzlich hilfreich sein.

Ist bei besonderen Schädigungsmustern (Schlagaderverletzung) ein Druckverband nicht ausreichend, kann häufig durch Aufbringen eines weiteren (ggf. sogar dritten Verbandes) und Anwendung entsprechend hoher Kompressionskräfte eine Blutstillung erreicht werden. Dauert die Blutung dennoch weiter an, kann durch Vorübergehendes, 3 – 5 – 10

Polytrauma

Definition:
Gleichzeitige Verletzung mehrerer Körperregionen, die für sich oder in Kombination eine akute Lebensgefahr darstellen.

Notfallsituation:
Ein Motorradfahrer verunfallt bei höherer Geschwindigkeit auf regennasser Fahrbahn.

Problem:
Er ist bewußtlos, hat ausgeprägte Atemstörungen und gerät durch Blutverlust schnell in einen Volumenmangelschock.

Zeichen:
- Keine Reaktion auf äußere Reize
- Zyanose
- Tachykarder, kaum tastbarer Puls
- Blutung

Erste-Hilfe-Maßnahmen:
- Absicherung der Unfallstelle
- Abnehmen des Sturzhelmes
- Lagerung
- Freimachen der Atemwege
- Blutstillung, Wundabdeckung

Nicht geeignet:
- Eigengefährdung des Retters
- Vernachlässigung der Gefahr für weitere Verkehrsteilnehmer
- Belassung des Sturzhelmes
- Abbindung von Extremitäten

Minuten anhaltendes Abdrücken der zuführenden Arterie am Oberarm bzw. in
der Leiste die Blutung gestoppt und ein
wirksamer Druckverband angelegt und
die Bildung eines Blutpropfens zum Ge-
fäßverschluß erleichtert werden. Durch
vorsichtiges, passageres Freigeben des
Blutstromes kann der Erfolg der Maßnahmen dann geprüft werden.

Eine absolute Ausnahmesituation stellt
die ausgeprägte Weichteilzerstörung dar,
bei der es in Einzelfällen nicht gelingt,
durch die geschilderten Vorgehensweisen starke Blutungen zu stoppen und
ausgeprägte Blutverluste zu verhindern.
Hier kann es einmal sinnvoll sein, eine
Abbindung proximal der Verletzungsstelle anzulegen. Festgestellt sei aber,
daß es sich hier um absolute Ausnahmesituationen handelt.

2.18
Verbrennung – Verbrühung

Notfallsituation

Beim Erhitzen von Flüssigkeiten mit dem Bunsenbrenner im Labor der Apotheke gerät der linke Ärmel des Kittels einer Laborantin in den Bereich der Flammen und entzündet sich. Vor Schreck wirft sie dabei noch zusätzlich ein Gefäß mit heißem Wasser um, wobei es zur Verbrühung der rechten Hand kommt.

Erste-Hilfe-Maßnahmen

Geistesgegenwärtig ruft eine in der Nähe des Waschbeckens stehende Kollegin sie dorthin und löscht die Flammen unter dem laufenden Leitungswasser. Richtigerweise wird darauf verzichtet, zunächst den Kittel auszuziehen. Insbesondere wird mit der Haut verklebtes Textilgewebe nicht abgezogen, sondern es wird vorrangig die Region, in der Flammen und heißes Wasser eingewirkt haben, ausgiebig mit kaltem Wasser übergossen.

Krankheitsbild:
Verbrennungen – Verbrühungen

Ziel der Erstbehandlung einer Verbrennung oder Verbrühung ist die Einwirkung der Hitze auf die Haut in Fläche und Intensität soweit wie möglich zu begrenzen. Hierzu muß schnellstmöglich die Hitzeeinwirkung beendet werden (Löschen von brennender Kleidung, Ausziehen heißer, nicht verklebter Kleidungsstücke). Zusätzlich muß die Hauttemperatur normalisiert werden. Dies erfolgt am einfachsten durch die frühestmögliche Anwendung von kaltem Wasser. Diese Behandlung wird bis zum Nachlassen der Schmerzen, eventuell bis zu 30 min. lang durchgeführt.

Mit der Haut verklebte Kleidung, wie es in der beschriebenen Situation der Fall war, sollte vom Ersthelfer nicht mit Gewalt abgezogen werden, sondern, z. B. nach Abschneiden des Ärmels vom Restkittel, primär auf der Haut belassen werden, um nicht eine zusätzliche Schädigung (erhöhte Infektionsgefahr) oder gar eine stärkere Blutung zu provozieren. Dies gilt vor allem für synthetische Materialien, die hier erhebliche Probleme bereiten können.

Eine besondere Situation besteht bei Verbrühungen bekleideter Personen, wenn sich z. B. größere Mengen heißer Flüssigkeiten auf Pullover, Hemd, Unterhemd usw. ergießen. Hier ist das schnellstmögliche Entkleiden und die anschließende Kaltwasserbehandlung der Haut notwendig. Dies gilt insbesondere dann, wann es sich um eine heiße und ätzende Säure oder Lauge handelt und zusätzlich zur thermischen eine chemische Schädigung der Haut droht.

Notfallsituationen

Teil
2

Verbrennung

Notfallsituation:
Bei Laborarbeiten mit dem Bunsenbrenner gerät der Arbeitskittel einer Laborantin in Brand. Dabei zusätzliche Verbrühung mit heißem Wasser an einer Hand.

Zeichen:
- Rötung
- Schwellung
- Schmerz
- einzelne Blasenbildungen
- teilweise mit der Haut verklebtes Textilgewebe

Problem:
Primär nicht abschätzbare Schädigungen tiefer Gewebsschichten mit Verlust der Regenerationsfähigkeit (narbige Abheilung) und/oder Zerstörung von Blutgefäßen und Nervenstrukturen

Besondere Komplikationen:
Bei Beteiligung von Händen, Füßen, Gelenkbereichen und Gesicht, vor allem auch bei zusätzlichem Einatmen von Rauch und/oder heißen Dämpfen (Inhalationstrauma)

Erste-Hilfe-Maßnahmen:
- Sofortiges Ablöschen der Flammen, Kaltwasseranwendung
- Sterile Wundabdeckung
- D-Arzt-Vorstellung bzw. Notarztalarmierung

Nicht geeignet:
- Hausmittel: Öl, Puder, Mehl, Butter, Creme, Gels, Lotionen, Brandsalben, Desinfektionslösungen
- Längerzeitige Kaltwasseranwendung am Rumpf, insbesondere bei Kindern (Unterkühlungsgefahr)

2.19
Säureverätzung

Notfallsituation

Eine noch unerfahrene, junge Mitarbeiterin erhält den Auftrag, für eine anstehende Arbeit im Laborbereich der Apotheke die notwendigen Chemikalien vorzubereiten.

Hierzu soll sie eine konzentrierte Schwefelsäure „herunterverdünnen". Dabei geht sie fälschlicherweise so vor, daß sie Wasser in die konzentrierte Lösung hineinschüttet statt, wie vorgegeben, den umgekehrten Weg zu wählen.

Es kommt naturgemäß zu einer heftigen Reaktion, bei der die Säure überschäumt und spritzt. Dabei werden Gesicht, insbesondere ein Auge, Hände und Kleidung (insbesondere die Ärmel des Kittels der jungen Frau) verätzt.

Sie versucht sich zunächst mit den Händen, dann mit einem Lappen das Gesicht abzuwischen. Gleichzeitig ruft sie, wegen der starken Schmerzen, die übrigen Mitarbeiter herbei, die zunächst ebenfalls unter Verwendung feuchter Tücher und durch Abtupfen Hilfe zu leisten versuchen.

Anschließend bringt man sie in eine im gleichen Hause befindliche Arztpraxis, in der die weitere Behandlung durchgeführt wird.

Krankheitsbild:
Säureverätzung

Verätzungen durch Säuren treten im Arbeitsbereich als Berufsunfälle, aber auch als akzidentielle Ereignisse im Haushalt (Reinigungsmittel) auf. Dort sind meistens Kinder betroffen.

Insgesamt steht die lokale Schädigung der betroffenen Haut- und Schleimhautregion, ähnlich wie bei Verbrennungen, für den Ersthelfer im Vordergrund. Vergiftungserscheinungen des Gesamtorganismus zählen glücklicherweise zu den

Säureverätzung

Notfallsituation:
Durch unsachgemäßes Vorgehen beim „Herunterverdünnen" konzentrierter Schwefelsäure lokale Schädigung von Haut und/oder Schleimhaut.

Zeichen:
- Schmerzen
- Rötung
- Schwellung
- Hautveränderungen – Verfärbungen (Verschorfung)

Probleme:
- Örtliche, meist oberflächlich begrenzte Gewebsstörung
- Bei Augenbeteiligung: Erblindungsgefahr
- Bei Resorption größerer Mengen in den Kreislauf: Organschädigung

Erste-Hilfe-Maßnahmen:
- Sofortige, intensive Spülung bis zum Nachlassen der Schmerzen mit viel Wasser
- Beruhigung des Betroffenen, Betreuung
- Arztvorstellung, z. B. D-Arzt

Nicht geeignet:
- Abwischen (mit den Händen oder mit Tüchern)
- Neutralisationsversuche, z. B. verdünnte $NaHCO_3$-Lösung
- Lotionen, Gels, Cremes, Salben, Desinfektionsmittel

seltenen Ausnahmen. Festzuhalten bleibt, daß die Mehrzahl von Verätzungen durch Nachlässigkeit bzw. Fahrlässigkeit, z. B. durch ungeeignete Behältnisse oder durch unachtsame Handhabung, bedingt sind und damit vermeidbar gewesen wären.

Eine besondere Problematik ergibt sich bei Beteiligung des Auges, da bereits kleine Mengen hochkonzentrierter Ätzmittel innerhalb kurzer Zeit erhebliche Hornhautschädigungen provozieren können. Entscheidend ist hierbei die sofortige, intensive Spülung über mindestens 20 Minuten.

Insgesamt ist zu sagen, daß Laugenverätzungen meist schwerwiegende Schädigungen auslösen. Säuren führen typischerweise zu scharf begrenzten, oberflächlichen Schäden, im Sinne von sich selbst begrenzenden Koagulationsnekrosen, die entsprechend der Ursache (Typ der Säure) eine unterschiedliche Färbung haben können (gelb-braun, dunkelbraun, schwarz).

Erste-Hilfe-Maßnahmen

Die vorrangig wichtigste Erste-Hilfe-Maßnahme bei einer Verätzung ist die sofortige, reichliche Spülung der geschädigten Region mit viel Wasser. Am einfachsten erfolgt eine solche, mehrere Minuten durchzuführende Maßnahme mit Leitungswasser an einem Waschbecken. Ist als Besonderheit nicht nur die relativ resistente Oberhaut betroffen, sondern auch Schleimhaut an Nase oder Mund bzw. im Augenbereich geschädigt, ist eine sofortige Behandlung besonders vordringlich, um zusätzliche spezielle Schäden dort zu verhindern.

Ausdrücklich gewarnt sei vor jeglichen Neutralisationsversuchen am Notfallort, weil die Bereitstellung einer entsprechend geeigneten Lösung mit dem richtigen pH-Wert große Probleme und Verzögerungen mit sich bringen würde. Die Anwendung einer schwachen Lauge, wie Natriumhydrogenkarbonat, zur Neutralisierung einer säurebedingten Verätzung ist sicher dem Ersthelfer als Empfehlung nicht an die Hand zu geben. Ein weiteres Faktum, das von Neutralisationsversuchen Abstand zu halten gebietet, ist die Tatsache, daß bei jedem Neutralisationsvorgang thermische Energie, also Wärme entsteht. Das Risiko, hierdurch zusätzlich, neben der bereits bestehenden Schädigung durch die Säure, eine thermische Schädigung zu provozieren, ist prinzipiell vorhanden.

Auch die Applikation von Lotionen, Gels, Cremes und Salben ist nicht sinnvoll, sondern kann durch zusätzliches „Einmassieren" und „Verteilen" nur eine Verschlechterung provozieren. Sie erschwert damit nicht nur die weitere Beurteilung, sondern löst bei Anwendung zusätzliche, vermeidbare Schädigungen aus. Auch Desinfektionsmittel jeglicher Zusammensetzung sind aus den gleichen Gründen nicht angezeigt.

Durch eine ausreichende Lüftung des Raumes und ggf. durch Aufnehmen von dem Fußboden verschütteter Säure (Selbstschutz der Helfer dabei beachten) kann das Risiko der Atemwegsschädigung durch Inhalation ätzender Dämpfe im Sinne einer Prophylaxe vermindert werden.

Augenverätzungen

Eine Vielzahl von Substanzen im Berufsfeld und im Haushalt können aufgrund extremer pH-Werte schwere Verätzungen der Körperoberfläche hervorrufen. Dabei ist das Auge aufgrund seiner Lokalisation, seiner Konstruktion und der besonderen Empfindlichkeit seiner Strukturen häufig und nachhaltig betroffen.

Typische Ursachen für Schädigungen der Hornhaut und der Augenanhangsorgane durch Säuren und Laugen sind Unfälle am Arbeitsplatz (Laborbereich, Industrie, Handwerk, Reinigungsunternehmen, Baugewerbe) und im Haushalt (Bleich- und Reinigungsmittel).

Klassische Zeichen sind die unmittelbar auftretenden stärksten Schmerzen, das krampfhafte Verschließen des Auges und ein ausgeprägter Tränenfluß.

Notfallsituationen

Teil 2

2.20
Laugenverätzung

Notfallsituation

Im Laborbereich einer Apotheke kommt es beim Erhitzen von Natronlauge in einem Reagenzglas zu einem Siedeverzug, wobei dann plötzlich die heiße Lauge aus dem Gefäß herausschießt und die rechte Hand der Helferin von der Lauge verätzt wird. Sie läßt daraufhin laut schreiend das Reagenzglas fallen, es zerbricht und dabei gelangen auch noch einige Spritzer in das Gesicht der Betroffenen.

Diese Art von Notfällen, die laut Auskunft erfahrener Apotheker gar nicht so selten zu sein scheinen, ist das typische Beispiel für eine Notfallsituation im Arbeitsbereich. Sie bedarf schneller und gezielt eingesetzter Hilfe, die überlegtes und gelerntes Handeln erfordern, um den entstandenen Schaden so gering wie möglich zu halten und Komplikationen zu verhindern.

Schädigungsmechanismus

Säuren und Laugen sind Substanzen, die bei Kontakt mit dem Gewebe zu einer chemischen Reaktion und nachfolgender Schädigung befähigt sind. Auch Komponenten bestimmter moderner Kleber sind in diesem Zusammenhang zu nennen. Ein Sonderfall stellt die Flußsäure (HF) dar. Hier existiert mit Calcium ein spezifisches, lokal wirksames „Antidot", das die ansonsten toxisch wirkenden Fluorid-Ionen durch eine Füllungsreaktion (Bildung von Calciumfluorid) „neutralisieren" kann.

Die typische Läsion der Verätzung ist grundsätzlich ähnlich einer Verbrennung bzw. Verbrühung.

Verätzungen durch Laugen treten im Arbeitsbereich als Berufsunfälle, aber auch als akzidentelle Ereignisse im Haushalt (Reinigungs-Bleichmittel) auf. Dort sind meistens Kinder betroffen.

Insgesamt steht die lokale Schädigung der betroffenen Haut- und Schleimhautregion, ähnlich wie bei Verbrennungen, für den Ersthelfer ganz im Vordergrund. Vergiftungserscheinungen des Gesamtorganismus mit Bewußtseinsstörungen, Atem- und/oder Kreislaufversagen, sowie Veränderungen im Wasser-Elektrolyt- und Säure-Basen-Haushalt nach Resorption größerer Mengen zählen (glücklicherweise) zu den seltenen Ausnahmen.

Festzuhalten bleibt, daß die Mehrzahl von Notfällen durch Säuren oder Laugen durch Nachlässigkeit bzw. Fahrlässigkeit, z. B. durch ungeeignete Behältnisse oder durch unachtsame Handhabung, bedingt sind und damit letztlich vermeidbar wären.

Insgesamt ist zu sagen, daß Laugenverätzungen besonders schwerwiegende Schädigungen auszulösen vermögen. Dies beruht darauf, daß die Einwirkung von alkalischen Substanzen in Ausdehnung und Tiefe zu progredienten, „sich immer weiter vorarbeitenden" Kolliquationsnekrosen führt, die z. B. am Auge innerhalb kürzester Zeit auch tiefliegende Gewebsschichten erreichen können.

Erste-Hilfe-Maßnahmen

Die vorrangig wichtigste Erste-Hilfe-Maßnahme bei einer Verätzung ist die sofortige, reichliche Spülung der geschädigten Region mit viel Wasser. Am einfachsten erfolgt eine solche, mehrere Minuten durchzuführende Maßnahme mit

Leitungswasser an einem Waschbecken. Ist als Besonderheit nicht nur die relativ resistente Oberhaut betroffen – in der geschilderten Situation vor allem der rechte Unterarm der jungen Frau – sondern das Schleimhautareal an Nase oder Mund, ist die schnelle und intensive Spülung um so dringlicher. Hier ist neben der örtlichen Schädigung, die wegen der größeren Empfindlichkeit der Schleimhaut intensiver sein wird, auch eine Resorption in den Körperkreislauf zu befürchten.

Laugenverätzung

Notfallsituation:
Beim Erhitzen von Natronlauge: Siedeverzug mit lokaler Verätzung von Haut und Schleimhaut (Hand, Gesicht).

Zeichen:
- Schmerzen
- Rötung
- Schwellung
- Hautveränderung (geleeartige Nekrosen)

Probleme:
- Örtliche, in die Tiefe fortschreitende Gewebszerstörung
- Bei Augenbeteiligung: Drohende Erblindung
- Bei Resorption größerer Mengen: Organschädigung (z. B. Niere, Leber)

Erste-Hilfe-Maßnahmen:
- Sofortige, intensive Spülung mit viel Wasser
- Beruhigung, Betreuung
- Arztvorstellung (z. B. D-Arzt, ggf. Augenarzt)

Nicht geeignet:
- Neutralisationsversuche (z. B. verdünnte Essigsäure)
- Lotionen, Salben, Cremes, Gels
- Desinfektionsmittel usw.

Krankheitsbild: Augenverätzung

Eine spezielle Situation ergibt sich bei Verätzungen des Auges. Hier muß sofort eine mindestens über 20 Minuten durchgeführte Spülung erfolgen, um die drohende Erblindung durch Zerstörung der Hornhaut und ggf. der Regenbogen- und Netzhaut abzuwenden. Dabei wird man z. B. mit einem Becherglas Wasser von der Nasenseite her über das Auge gießen und nach der Seite abfließen lassen. Dieser Weg ist deshalb wichtig, um nicht auch das andere Auge durch diese Hilfsmaßnahmen zu schädigen, da ansonsten ätzende Flüssigkeit beim Herüberfließen dort zusätzliche Veränderungen verursachen könnte. Zur Sicherung des Erfolges wird man während der Augenspülung die Lider des geschädigten Auges weit auseinanderzuhalten haben, um den größtmöglichen Effekt beim Spülen zu erzielen.

Nicht geeignete Maßnahmen

Ausdrücklich gewarnt sei vor jeglichen Neutralisationsversuchen am Notfallort. Nicht nur, weil die Bereitstellung einer entsprechend geeigneten Lösung mit dem richtigen pH-Wert große Probleme und Verzögerungen mit sich bringen würde. Wenn in älteren Erste-Hilfe-Fibeln bei einer Laugenverätzung die Herstellung einer schwachen Säure durch Hinzufügen eines Eßlöffels Essig in ein Glas Wasser empfohlen wird, so geht das sicher an den Zielen einer schnellen und intensiven Spülungsbehandlung am Notfallort gänzlich vorbei.

Ein weiteres Faktum, das von Neutralisationsversuchen Abstand zu halten gebietet, ist die Tatsache, daß bei jedem Neutralisationsvorgang thermische Energie, also Wärme, entsteht. Das Risiko, hierdurch zusätzlich zu der bereits bestehenden Schädigung durch die

Notfallsituationen

Teil 2

Lauge eine thermische Schädigung zu provozieren, sei nur am Rande angemerkt.

Durch ausreichende Lüftung des Raumes und ggf. Aufnehmen von auf dem Fußboden verschütteter Lösung (Selbstschutz der Helfer beachten) kann das Risiko der Atemwegsschädigung durch Inhalation ätzender Dämpfe außerdem im Sinne einer Prophylaxe vermindert werden.

Teil 3

Notfallmedizin

3.1
Notfallmedizin im Rettungs- und Notarztdienst

Notfallmedizin ist keine neue Spezialdisziplin unter den medizinischen Fächern, sondern faßt alle die diagnostischen und therapeutischen Maßnahmen und Techniken zusammen, die nach Eintreten eines akuten Notfalles unmittelbar vor Ort bzw. auf dem Transport ins Krankenhaus notwendig sind, um die vitale Bedrohung eines Patienten korrekt zu erfassen und sie durch adäquate Vorgehensweisen zu beseitigen.

Darüber hinaus gilt es, Komplikationen zu verhindern, bzw. wenn sie sich zu entwickeln drohen, ihnen wirkungsvoll entgegenzutreten.

Beurteilung und Sicherung der Vitalfunktionen

Jede Hilfeleistung beginnt mit der Erfassung der Situation und der Einordnung der akuten Bedrohung der Vitalfunktionen. Nicht das Herausarbeiten der eigentlichen Ursache des aktuellen Zustandes, sondern die Einschätzung der hervorgerufenen Beeinträchtigungen der Lebensvorgänge stehen zunächst ganz im Vordergrund. Nicht die äußerlich sichtbare Verletzung und die (oft schwierige) Schätzung des stattgehabten Blutverlustes ist Voraussetzung für eine adäquate Behandlung, sondern die Feststellung eines Schockzustandes ist der Ansatzpunkt der Ersthilfe. Ebenso ist nicht die meist hektische, improvisierte Alarmfahrt ins Krankenhaus die heutzutage als günstig eingeschätzte Vorgehensweise, sondern der Transport unter kontrollierten Bedingungen in Anwesenheit geeigneter Helfer (Notarzt – Rettungssanitäter).

Stand in früheren Jahrzehnten nach einem Unfall oder bei einer akuten schweren Erkrankung der möglichst schnelle Transport eines Notfallpatienten in eine Klinik ganz im Vordergrund der Intentionen, haben sich die Akzente heutzutage stark zugunsten einer schnellen und ausreichenden Erstbehandlung vor Ort verschoben. Die Etablierung eines bundesweit flächendeckenden Rettungs- und Notarztdienstes mit den Möglichkeiten einer an die außerklinischen Verhältnisse angepaßten Intensivtherapie und Intensivüberwachung, haben die hierzu erforderlichen, entscheidenden Impulse gegeben.

Der Transport eines vital bedrohten Patienten erfolgt deshalb nicht mehr zum theoretisch frühestmöglichen Zeitpunkt, sondern erst dann, wenn die Vitalfunktionen Bewußtseinslage, Atemtätigkeit, Herzfunktion, Kreislaufsituation überprüft, gesichert bzw. durch geeignete Maßnahmen wiederhergestellt und unterstützt wurden.

Entscheidend ist dabei, daß von Anfang an alle mit der Beurteilung und Betreuung eines Patienten befaßten Helfer systematisch vorgehen und vor Ort die notwendigen Schritte einleiten. Erst dann wird man den Patienten unter kontrollierten Bedingungen und kontinuierlicher Überwachung, unter Fortführung aller erforderlichen, am Notfallort bereits eingeleiteten Maßnahmen in das nächste, für die Behandlung dieses Patienten geeignete Krankenhaus bringen.

Abgesehen von Ausnahmesituationen (z. B. große Blutung in den Bauchraum) gibt es deshalb auch keine Indikation, Patienten unter erhöhtem Risiko mit Blaulicht und Martinshorn in ein Krankenhaus zu transportieren. Grundsätzlich wird ein Transport erst zu dem Zeitpunkt begonnen, wenn die Vitalfunktionen so weit stabilisiert sind, daß ohne ein erhöhtes Risiko die Fahrt bzw. der Flug mit dem Rettungsmittel begonnen werden kann. Dies gilt nicht nur für verletzte Personen, sondern in gleicher Weise für Patienten im Rahmen gravierender Erkrankungen, z. B. nach einem Myokardinfarkt oder einer Lungenembolie.

Basisdiagnostik

Grundlage der Beurteilung des Patienten durch den Notarzt bildet die Basisdiagnostik (Abb. 1). Diese grundlegende, nur Sekunden in Anspruch nehmende erste Orientierung über den Zustand des Patienten erfaßt alle die Symptome, die für die weiteren Maßnahmen richtungsgebend sind. Anhand einer einfachen Klassifizierung der
- Bewußtseinslage – Gehirnfunktion
- Atmung
- Kreislauf
- Verletzungen

ergeben sich unmittelbare Konsequenzen für das weitere Vorgehen.

Die Erstuntersuchung wird im weiteren Verlauf, nach Sicherung der Vitalfunktionen und bei Vorliegen entsprechend auffälliger Befunde durch eine weitergehende Untersuchung ergänzt. Grundsätzlich können diese Befunde sowohl von einem Laien als auch von Rettungssanitätern und Ärzten in gleicher Weise erhoben werden.

Erweiterte Diagnostik durch den Arzt

Die erweiterte Diagnostik stützt sich vorrangig auf den Nachweis bzw. das Fehlen typischer Leitsymptome. Sie charakterisieren jeweils Störungen der Vitalfunktion und weisen, entsprechend ihrer Ausprägung, auf die Schwere der akuten Bedrohung hin (qualitative und quantitative Bewertung). Sie erfolgt, analog der Basisdiagnostik, systematisch für alle lebenswichtigen Organsysteme.

Bewußtseinslage – Gehirnfunktion

Die Bewertung der Bewußtseinslage und der Gehirnfunktion des Patienten basiert auf der Beurteilung der Reaktion auf Ansprache, Berührung und dosierte

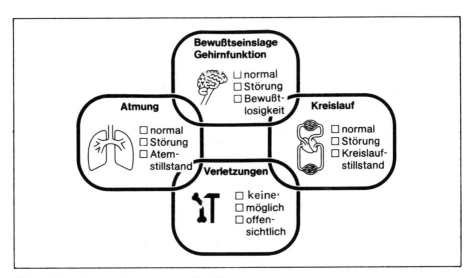

Abb. 1: Basisdiagnostik des akuten Notfalles

Schmerzreize. Die graduelle Wertung einer verlangsamten bzw. verminderten oder gar aufgehobenen Reaktion differenziert die in der Basisdiagnostik bereits erfaßten Befunde. Auch die Beurteilung der Pupillen gibt häufig wichtige Informationen für das weitere Vorgehen insbesondere dann, wenn eine spezielle Hirnschädigung nach einem Unfall (z. B. Blutung im Schädelinnern) angenommen werden muß. Die Beobachtung von Krampfzeichen und Lähmungen erweitert die neurologische Erstdiagnostik beim Notfallpatienten.

Hinzuweisen ist noch auf die Wichtigkeit der Verlaufsbeobachtung (Zu- oder Abnahme primär festgestellter Symptome, Verschwinden oder Neuauftreten bestimmter Zeichen) und die lückenlose Dokumentation zur Einordnung von Befunden während des gesamten Verlaufes, da häufig erst hierdurch eine korrekte Bewertung durch den Spezialisten im Krankenhaus möglich wird (Abb. 2).

Atmung

Eine initial nachweisbare Atemstörung erfordert die Untersuchung des Patienten auf das Leitsymptom: Zyanose (Blauverfärbung von Lippen, Ohrläppchen und Fingerspitzen) hin. Hieraus können sich Schwerpunkte oder zusätzliche Maßnahmen im Ablauf der Erstbehandlung ergeben. Sei es, daß eine spezielle Lagerung (Oberkörperhochlage) oder zusätzliche Maßnahmen notwendig sind, immer steht im Mittelpunkt die Sicherung der Sauerstoffversorgung auf zellulärer Ebene als das vorrangig wichtige Ziel aller Bemühungen (Abb. 3).

Wegweisend zur Abklärung einer akuten und/oder zunehmenden Atemstörung ist die Beachtung der Atembewegungen des Brustkorbes. Ruckartige, gegeneinanderlaufende, schaukelnde Bewegungen des Brustkorbes und Bauchraumes ohne Nachweis einer effektiven Atmung sind deutlicher Hinweis auf eine vollständige Atemwegsverlegung (inverse Atmung). Sie kommt dadurch zustande, daß in der Einatemphase, die normalerweise von einem Tiefertreten des Zwerchfells mit Vorwölbung der Bauchdecken eingeleitet wird, bei der Atemwegsverlegung keine Luftansaugung erfolgen kann. Der zur Einatmung erzeugte Unterdruck im Brustkorb kann dabei nicht durch einfließende Atemluft „entlastet" werden, was zu einem Einsinken der Bauchdecken führt (Abb. 4).

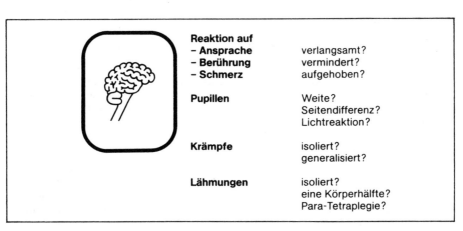

	Reaktion auf	
	– Ansprache	verlangsamt?
	– Berührung	vermindert?
	– Schmerz	aufgehoben?
	Pupillen	Weite?
		Seitendifferenz?
		Lichtreaktion?
	Krämpfe	isoliert?
		generalisiert?
	Lähmungen	isoliert?
		eine Körperhälfte?
		Para-Tetraplegie?

Abb. 2: Erweiterte Diagnostik: Bewußtseinslage – Gehirnfunktion

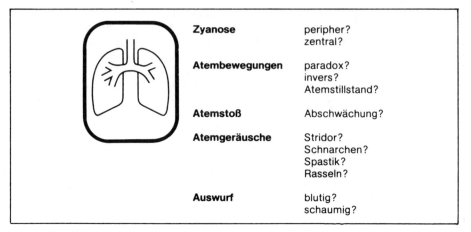

Zyanose	peripher? zentral?
Atembewegungen	paradox? invers? Atemstillstand?
Atemstoß	Abschwächung?
Atemgeräusche	Stridor? Schnarchen? Spastik? Rasseln?
Auswurf	blutig? schaumig?

Abb. 3: Erweiterte Diagnostik: Atmung

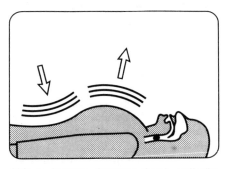

Abb. 4: Inverse Atmung durch vollständige Atemwegsverlegung

Wird nicht unmittelbar gezielt eingegriffen, kommt es zum sauerstoffmangelbedingten Atem- und Kreislaufstillstand. Das sofortige Freimachen der Atemwege durch Überstrecken des Kopfes, Vorziehen des Unterkiefers und ggf. Ausräumen des Mund-Rachen-Raumes zur Entfernung von Fremdkörpern ist erforderlich.

Insgesamt erlaubt die quantitative Beurteilung des Atemstoßes (in der Exspirationsphase aus Mund und Nase ausströmende Atemluft) eine grobe Abschätzung der tatsächlichen aktuellen Ventilation der Lungen und des damit einhergehenden Gasaustausches. Dabei bleibt aber zu berücksichtigen, daß erst durch zusätzliche Beobachtung über das Vorliegen oder Fehlen einer Zyanose die definitive Feststellung möglich ist, ob die augenblickliche Atemtätigkeit und der aktuelle Sauerstoffbedarf im Gleichgewicht sind.

Laute Atemgeräusche geben grundsätzliche Hinweise auf das Vorliegen einer Störung in den Atemwegen. Das ziehende Geräusch bei der Einatmung weist auf eine Einengung im Kehlkopfbereich hin. Typisch ist es insbesondere bei Kindern für einen teilweise die Atemwege verlegenden Fremdkörper oder eine Infektion mit Schleimhautschwellung. Eine schnarchende Atmung ist typisch für eine Atemwegsverlegung im Rachenbereich und meistens durch die nach hinten gesunkene Zunge bedingt. Spastische oder rasselnde Atemgeräusche entstehen durch Engstellung der Bronchien oder durch Flüssigkeitsansammlungen in den kleinen Atemwegen. Ein blutiger Auswurf deutet auf eine Verletzung von Gefäßen in der Luftröhre bzw. im Bronchialraum oder der Lunge hin. Dabei kann neben der Brustkorbverletzung bzw. der Lungenprellung auch einmal ein Tumor oder eine schwere Entzündung die Ursache sein.

Kreislauf

Die erweiterte Diagnostik der Herz-Kreislauf-Funktion umfaßt insbesondere die Beurteilung des Pulses (Tastbarkeit, Frequenz, Regelmäßigkeit). Eine Blutdruckmessung ist bei jedem Notfallpatienten obligat und gibt Anhaltspunkte zur Abschätzung der Zirkulation und der vitalen Gefährdung. Die Beurteilung der peripheren Durchblutung (Zyanose, Blässe, kalter Schweiß) läßt erste Aussagen über die Schwere einer Störung der Mikrozirkulation in der Peripherie durch einen Schock zu. Bestehen die Möglichkeiten zur Ableitung eines Elektrokardiogrammes lassen sich zusätzliche wertvolle Hinweise bei Störungen der Herzfunktion gewinnen (Abb. 5).

Verletzungen

Grundsätzlich muß jeder Patient, bei dem eine Verletzung nicht völlig ausgeschlossen werden kann, kurz und systematisch von Kopf bis Fuß auf Verletzungszeichen hin untersucht werden (Weichteile, Knochen, Organstrukturen). Wenn auch anscheinend ein (ursächliches) Trauma nicht vorliegt, so kann gelegentlich die Entdeckung einer Begleitverletzung die weitere Diagnostik und Therapie entscheidend weiterbringen und beeinflussen. Das Befragen des Patienten (spontane Schmerzen, provozierbare Schmerzen) und die Inspektion und Palpation liefern die für die Erstversorgung notwendigen Informationen.

Ausgehend von der Feststellung von Blutungen, der Beurteilung der aktiven Beweglichkeit und der Feststellung von Schmerzen werden nacheinander der Kopf, der Brustkorb, der Bauch und die Extremitäten kurz untersucht. Nicht das Auffinden jeder möglicherweise nicht auszuschließenden peripheren Verletzung ist das Ziel dieser Erstuntersuchung durch den Notarzt, sondern die Erfas-sung vorliegender oder zu vermutender Schädigungen, die sich zu einer vitalen Bedrohung ausweiten können und die für das therapeutische Vorgehen im Notarztwagen und auf dem Transport von Bedeutung sind (Abb. 6).

Als Qualitätsstandard für die Erstuntersuchung vom Notfallpatienten gilt nicht die Vollständigkeit aller später in der Klinik aufzufindenden Befunde bereits primär gesichert zu haben. Entscheidend ist vielmehr die gezielte Erfassung der aktuellen Anamnese, die Feststellung von Störungen oder Bedrohungen der Vitalfunktionen und ihre adäquate Behandlung vor Ort und auf dem Weg ins Krankenhaus.

Auswahl des Transportmittels

Grundsätzlich stehen zum Transport von Patienten Krankentransportwagen, Rettungstransportwagen, Notarztwagen und Rettungshubschrauber zur Verfügung. Private PKWs oder Taxis eignen sich naturgemäß nur zum Transport solcher Personen, bei denen sicher jegliche (schwerwiegende) Erkrankung oder Verletzung ausgeschlossen ist. Es kann, von Extremsituationen abgesehen, nur dringend davon abgeraten werden, Schwerverletzte oder Erkrankte ohne weitere ärztliche Untersuchung und Behandlung, ohne Überwachung und vor allem ohne akute Interventionsmöglichkeit in einem solchen, nicht geeigneten Fahrzeug „schnell" zu transportieren.

Krankentransportwagen

Das einfachste im organisierten Rettungsdienst bereitstehende Transportmittel ist der Krankentransportwagen (KTW), der bestimmungsgemäß für „Nicht-Notfallpatienten" vorgesehen ist. Es handelt sich dabei um Personen mit akuten Krankheitszuständen, die durch isolierte Störungen in einzelnen Organen oder Körperregionen bedingt sind (Beispiel: Nieren-, Gallenkolik), und die zu

Notfallmedizin

Teil 3

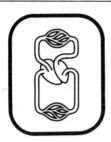

Puls	Bradykardie? Tachykardie? Arrhythmie? Kreislaufstillstand?
Blutdruck	Hypotonie? Hypertonie?
Periphere Durchblutung	Zyanose? Blässe? Zentralisation? Kalter Schweiß?
EKG	Frequenz? Erregungsbildung? Erregungsleitung? Asystolie? Kammerflimmern? Elektromechanische Dissoziation?

Abb. 5: Erweiterte Diagnostik: Kreislauf

Schädel Gehirn	Bewußtseinslage? Pupillen? Krämpfe? Schmerzen? Wunde?
Wirbelsäule	Lähmungen? Gefühlstörungen?
Thorax	Atemstörungen? Kreislauf- störungen? Schmerzen? Wunde? Prellmarken?
Abdomen	Abwehrspannung? Schmerzen? Wunde? Prellmarken?
Extremitäten	Fehlstellung? Wunde? Schwellung? Durchblutung? Motorik? Sensibilität?

Abb. 6: Erweiterte Diagnostik: Verletzungen

einer Beeinträchtigung des Organismus geführt haben (Schmerzen), ohne daß die Vitalfunktionen gefährdet sind. Die Ausstattung besteht im wesentlichen aus einer Krankentrage, Sauerstoff und einfachen Hilfsmitteln zur Erstversorgung wie Infusion, Verbandsmittel, Blutdruckmanschette. Typische Beispiele für in der Bundesrepublik häufig benutzte Krankentransportwagen sind modifizierte Mercedes-Benz-PKWs (Aufbau hoch – lang) sowie Kleinbusse der Marke VW-Transporter. Die Besatzung dieser Fahrzeuge besteht aus zwei Personen, von denen mindestens einer über eine Ausbildung von 520 Stunden (Rettungssanitäter) verfügen soll.

Rettungstransportwagen

Das höherwertige Fahrzeug mit besser ausgebildeter Besatzung (zwei Rettungssanitäter, häufig ein dritter, zur Ausbildung eingesetzter Mann) und umfangreicherer Ausstattung versehen ist der Rettungstransportwagen (RTW). Hier sind in entsprechenden Richtlinien (DIN 75080) Vorgaben erlassen, die Voraussetzungen schaffen, präklinisch alle notfallmedizinisch notwendigen Maßnahmen zum Herstellen und Aufrechterhalten der Transportfähigkeit von Notfallpatienten vor und während der Fahrt durchzuführen. Dies umfaßt neben der Bereithaltung von Infusionen, Venenverweilkanülen, Lagerungsmitteln, Verbandsstoffen und weiteren Hilfsmitteln insbesondere die Verfügbarkeit von Notfallmedikamenten für die ärztliche Behandlung vor Ort. Typische Fahrzeuge sind Mercedes-Benz-Kastenwagen, die durch eine Vielzahl technischer Modifikationen an die Besonderheiten des Rettungsdienstes adaptiert sind.

Notarztwagen

Jeder Rettungswagen wird grundsätzlich durch Zusteigen eines Arztes zum Notarztwagen. Die Ausstattung von Rettungstransportwagen, die regelmäßig als Notarztwagen genutzt werden, geht je-

doch meist (mehr oder weniger deutlich) über die festgelegten Minimalforderungen der DIN 75080 hinaus. Dies gilt insbesondere in Bezug auf EKG-Monitor-Defibrillationsgeräte, Beatmungsgeräte und die medikamentöse Ausstattung. Diese Fahrzeuge sind optimal auf die technischen und medizinischen Besonderheiten der außerklinischen Erstbehandlung und Überwachung von Patienten mit gravierenden Verletzungen und/oder schwerwiegenden akuten Erkrankungen ausgerichtet.

Es hat gerade in den letzten Jahren wiederholt Versuche gegeben, in der Ausstattung der Fahrzeuge weitere Verbesserungen und Erweiterungen der Behandlungsmöglichkeiten zu erzielen. Dabei muß aber stets die Zielsetzung einer zweckmäßigen und an den Notwendigkeiten und (finanziellen) Gegebenheiten orientierten Behandlung erkennbar sein und beachtet werden.

Rettungshubschrauber

Auch für die verschiedenen Typen von Rettungshubschraubern (RTH) sind Empfehlungen formuliert worden (DIN 13230), die im wesentlichen auf den Richtlinien zur Ausrüstung von Notarztwagen beruhen und zusätzlich die speziellen Aspekte des Lufttransportes berücksichtigen. Das geringe Raumangebot und der hohe Lärmpegel belasten den Einsatz dieses Rettungsmittels. Vorteile ergeben sich vor allem durch die schnellere Ankunft am Notfallort bei Anfahrtswegen über 15 km und durch Erleichterung bei Sekundärtransporten über größere Entfernungen. In der Bundesrepublik sind die Hubschrauber voll in den Rettungsdienst integriert.

Die Auswahl des Rettungsmittels, welches im Einzelfall einzusetzen ist, wird ausschließlich aufgrund einsatztaktischer Gesichtspunkte durch die Rettungsleitstellen getroffen. Insgesamt sind neben Hubschraubern des Katastrophenschutzes bzw. des ADAC vor allem Maschinen der Deutschen Rettungsflugwacht

Notfallmedizin

Teil
3

sowie der Bundeswehr täglich von Sonnenauf- bis Sonnenuntergang in Einsatz.

Notarzteinsatzfahrzeug

Eine Sonderstellung nimmt dieses im sogenannten Rendezvous-System notwendige Fahrzeug ein. Ständig mit einem Rettungssanitäter besetzt bringt es den Notarzt an den Notfallort, der dort mit dem Rettungswagen und dessen Besatzung zusammentrifft. Der anschließende Transport kann dann je nach Situation ohne Notarzt (per Rettungstransportwagen) oder in Notarztbegleitung (Notarztwagen) durchgeführt werden. Auch das Notarzteinsatzfahrzeug muß, um selbständig einsatzfähig zu sein, wenn es zeitlich vor dem Rettungswagen am Notfallort eintrifft, die gesamte, zur ärztlichen Erstversorgung des Notfallpatienten notwendige technische und medikamentöse Ausrüstung mitführen. Typische Notarzteinsatzfahrzeuge sind PKWs der Firma BMW, Volkswagen und Mercedes-Benz.

Transport

Der Transport sollte so schonend und kurz wie möglich für den Patienten durchgeführt werden, um nicht durch zusätzliche Belastungen (Beschleunigungen, Abbremsen, mechanische Schwingungen, Lärm) Komplikationen zu provozieren. Die Bedeutung dieser Störfaktoren für den Notfallpatienten läßt sich nur schwer abschätzen oder erfassen. Praktische Erfahrung erweist aber die Notwendigkeit, diese Einflüsse weitestmöglich zu eliminieren, da angesichts der vitalen Bedrohung und des speziellen instabilen Gesundheitszustandes des Notfallpatienten bereits kleinere Belastungen zur plötzlichen Verschlechterung führen können.

Menschliche Zuwendung, sachlich erklärende Worte und die Vermeidung jeglicher Unruhe und Hektik am Notfallort und während des Transportes stellen in Verbindung mit einer evtl. durchge-

führten ärztlichen medikamentösen Schmerzbekämpfung und Sedierung weitere wichtige Faktoren in der Erstbehandlung aller Notfallpatienten dar.

Geeignetes Krankenhaus

Der am Notfallort tätige Arzt hat nach Erstbehandlung und Herstellung der Transportfähigkeit die Entscheidung über das notwendige Transportmittel und über das Transportziel zu treffen. Nicht immer ist dabei das nächstgelegene Krankenhaus für die weitere Versorgung des Patienten das günstigste. Vielmehr wird man dasjenige Haus auswählen, das die dem Schweregrad der Verletzung oder der Erkrankung und den speziellen Notwendigkeiten dieses individuellen Notfallpatienten angemessene und erforderliche Leistungsspektrum anbietet.

Ist die geeignet erscheinende Klinik jedoch in größerer Entfernung, kann es sinnvoll und notwendig sein, zunächst ein nähergelegenes Krankenhaus anzufahren, dort eine erste Diagnostik und Therapie durchzuführen und anschließend, im Sinne eines Sekundärtransportes den Patienten zur definitiven Behandlung (in einer Spezialklinik) weiterzuverlegen.

Nur wenn alle Glieder der bereits mehrfach beschriebenen **Rettungskette: Notfallort** (Notfallerkennung, Lebensrettende Sofortmaßnahmen, Notfallmeldung – durch Laien), **Rettungsdienst** (Erstdiagnostik und -behandlung vor Ort – Notarzt und Rettungssanitäter) sowie die **klinische Versorgung** (Notfallaufnahme, Operationssaal, Intensivstation) ausreichend stark sind und die Versorgung des lebensbedrohten Patienten in allen Phasen reibungslos ineinandergreift, läßt sich das bestmögliche Ergebnis für den Notfallpatienten erzielen (Abb. 7).

Dabei kommt dem Ersthelfer eine große Verantwortung zu. Seine Erstmaßnahmen können die Gesundheit, ja manch-

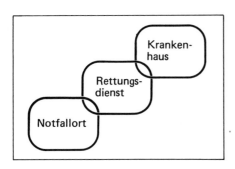

Abb. 7: Rettungskette

mal das Überleben, des Notfallpatienten durch korrektes Vorgehen sichern. Er besitzt, entsprechende Ausbildung und Bereitwilligkeit vorausgesetzt, die Möglichkeit, die entscheidende Weichenstellung für den weiteren Verlauf vorzunehmen. Dies gilt insbesondere dann, wenn in vital bedrohlichen Situationen durch einfache lebensrettende Sofortmaßnahmen eine Hilfe notwendig und erfolgversprechend ist, das Unterlassen aber gravierende Probleme heraufbeschwört.

Teil 4

Ausstattung für Notfallsituationen

Ausstattung für Notfallsituationen

Teil 4

4.1
Bereithaltung von Arzneimitteln in der Apotheke

Apotheken kommt mit den Auflagen zur Bereithaltung von Medikamenten und Antidota eine besondere Aufgabe in der Sicherung der Behandlungsmöglichkeiten bei Notfällen zu. Die in der Apothekenbetriebsordnung (Anlage 3 zu Paragraph 15, Absatz 2) aufgeführten und bereitzuhaltenden Medikamente sollen die Grundlage für eine sofortige medikamentöse Therapie bei akuten Vergiftungen sichern.

Aktuelle Empfehlungen müssen dabei den sich verändernden Gegebenheiten und Anforderungen der Notfallmedizin angepaßt werden. Hierbei muß die Aufgabe der öffentlichen Apotheken genau definiert und die Auswahl der hier bereitzuhaltenden Medikamente praxisgerecht festgelegt werden. Für Krankenhausapotheken sind besondere Gesichtspunkte zu berücksichtigen, welche der spezifischen Aufgabenstellung der einzelnen Klinik zu entsprechen haben.

Die gegenwärtigen Vorschriften sollen im folgenden aus notfallmedizinischer Sicht dargestellt und kritisch gesichtet werden.

Antidota gegen Intoxikationen und Überdosierungen

➥ Mit Opiaten

1 × 3 Ampullen Narcanti®

Naloxon ist weltweit der am meisten eingesetzte Opiatantagonist und vermag bis auf Buprenorphin (Temgesic®) alle in Deutschland (legal und illegal) erhältlichen Opiat-Substanzen in jeder ihrer Wirkungen zu neutralisieren. Im Vordergrund steht dabei die Aufhebung der Atemdepression, die als zentraler Faktor in der Letalität der Opiatintoxikation anzusehen ist.

Zur sofortigen Anwendung sollten unserer Ansicht nach zusätzlich zur Wirksubstanz eine gleiche Anzahl von 10-ml-Ampullen NaCl 0,9% bereitgehalten werden, da Naloxon idealerweise nach Verdünnung (1 ml Ampulleninhalt plus 3 ml NaCl 0,9%) titriert, „milliliterweise" (0,1 mg Wirkstoff in 1 ml Lösung), angewendet wird.

➥ Mit Cholinesterasehemmern

1 × 5 Ampullen Toxogonin®
1 × 5 Ampullen Atropinsulfat 100 mg

„Esterase-Hemmer" (z. B. Pyridostigmin, Neostigmin) werden in der Klinik im Bereich der Anästhesie in genau dosierter Menge zur Antagonisierung der Wirkung curareartiger Muskelrelaxanzien oder in der Neurologie zur Behandlung der Mysthenia gravis eingesetzt. In der Praxis haben Alkylphosphate (z. B. E 605®) die größte Bedeutung als Ursache einer Vergiftung mit sogenannten irreversiblen Acetylcholinesterase-Hemmstoffen.

Eine Intoxikation mit hohen Dosen von Alkyl- oder Organophosphaten führt wegen der Universalität des Nervenüberträgerstoffes Acetylcholin im Organismus zur Lähmung des vegetativen, des autonomen und des zentralen Nervensystems mit finalem Atem- und Kreislaufstillstand. Neben den Basismaßnahmen zur Sicherung der Atmung und der Kreislauffunktion ist die titrierte Gabe von zum Teil hohen Dosen von Atropin die Therapie der Wahl bei diesen Intoxikationen. Die Bereithaltung von 100-mg-Ampullen entspricht diesem Therapieregime.

Demgegenüber muß vor einer undifferenzierten Therapie mit Obidoxim (Toxogonin®) dringend gewarnt werden, weil bei

Ausstattung für Notfallsituationen

Teil 4

einer ganzen Reihe von Phosphorsäureestern und Carbamaten durch Obidoxim-Zufuhr die Situation verschlechtert werden kann. Es kommt statt zur erhofften Reaktivierung der körpereigenen Acetylcholinesterase zur Verstärkung der Giftwirkung.

Eine genaue Ermittlung der Substanz, die Ursache der Intoxikation ist, kann vor Ort oft nicht definitiv erfolgen, bzw. die erforderlichen Kenntnisse über eine Sinnhaftigkeit bzw. die Kontraindikation zur Gabe von Toxogonin® sind nicht vorhanden, so daß eine Applikation in den allermeisten Situationen nicht gegeben sein wird. Zusätzlich kann die indizierte Gabe von Toxogonin® mehrere Stunden und damit bis zur Klinikaufnahme zurückgestellt werden, ohne daß sich Modifikationen oder Ergänzungen für die Soforttherapie ergäben.

Aus diesen Gründen erscheint eine grundsätzliche Bevorratung von Obidoxim in jeder Apotheke kaum erforderlich zu sein. Die Vorgabe, diese Substanz in jeder Apotheke bereitzuhalten, sollte bei der Abfassung zukünftiger Empfehlungen überdacht werden.

➡ Mit Cyanid

1 × 1 Ampulle 4-DMAP
2 × 5 Ampullen Natriumthiosulfat 10%

Blausäure entsteht insbesondere bei Kunststoffbränden und wird daneben in der Industrie und in der Landwirtschaft vielfältig eingesetzt. Es führt zur Blockade zellulärer Enzymsysteme der Atmungskette in den Mitochondrien (Zytochromoxidase P-450) im Sinne der „inneren Erstickung".

Zur Behandlung der Cyanidvergiftung werden abhängig vom Schweregrad der Intoxikation zwei Substanzen mit unterschiedlichem Wirkmechanismus eingesetzt. Bei geringer bis mäßiger Ausprägung (Patient nicht bewußtlos) wird das praktisch ungiftige Natriumthiosulfat

(S-Hydril®) in einer Dosis von 50 bis 100 mg/kg Körpergewicht (entsprechend 0,5 bis 1 ml/kg Körpergewicht der 10%-igen Lösung) intravenös appliziert, um die körpereigenen Abbausysteme zur Elimination der Blausäure optimal mit Substrat zu sättigen. Diese Behandlung ist bei jeder Cyanidvergiftung indiziert. Eine Bereithaltung von NaS_2O_3 ist deshalb dringend empfehlenswert. Da häufig sogar mehrere Personen von einer Blausäurevergiftung betroffen sind (Brände in Gebäuden mit hohem Kunststoffanteil), wäre sogar die Bereithaltung einer größeren Zahl von Ampullen in Betracht zu ziehen.

Bei schweren Vergiftungen mit Bewußtseinsverlust als Ausdruck des Erliegens der (zerebralen) Zellfunktion wird zusätzlich zur NaS_2O_3-Gabe als Methämoglobinbildner 4-DMAP in einer Dosis von 3 bis 4 mg/kg Körpergewicht i. v. angewendet, um das Cyanidion kompetitiv aus der Bindung an die eisenhaltige Zytochromoxidase zu verdrängen. Da umgewandeltes Methämoglobin dabei nicht mehr als Sauerstofftransporteur zur Verfügung steht, ist die Therapie nicht problemlos, insbesondere, wenn zusätzlich ein Teil des roten Blutfarbstoffes bereits als CO-Hb (z. B. bei Schwelbränden) blockiert ist. Aus diesem Grunde bleibt die 4-DMAP-Gabe, anders als die NaS_2O_3-Anwendung, auf die schwere Blausäurevergiftung beschränkt. Eine Menge von einer Ampulle, besser zwei Ampullen, falls mehrere Personen gleichzeitig betroffen sind, ist angebracht.

Aufgrund dieser differenzierten Therapieansätze erscheint die Bereithaltung beider Substanzen sinnvoll.

➡ Mit Methämoglobinbildnern

1 × 1 Ampulle Toluidinblau

Akute Vergiftungen mit Anilinen, Chromaten und Nitroverbindungen können durch Bildung von Methämoglobin, das dann nicht mehr für den Sauerstoff- und

Kohlendioxidtransport zur Verfügung steht, zu einer vitalen Bedrohung führen. Intoxikationen außerhalb spezieller Industriebetriebe, die berufsgenossenschaftlich erfaßt sind, scheinen insgesamt selten zu sein. Zusätzlich wäre an eine (relative) Überdosierung von 4-DMAP als Indikation zur notfallmäßigen Behandlung mit Toluidinblau zu denken. Letztere Konstellation wird sich aber außerhalb eines Krankenhauses ohne die dazu erforderlichen Laboruntersuchungen kaum einmal ergeben, weil die möglicherweise gegebene Indikation dem Behandelnden verborgen bleiben muß.

Die Therapie der Methämoglobinvergiftung besteht in der Gabe von Toluidinblau (2 mg/kg Körpergewicht i. v., entsprechend ca. 3 bis 4 ml der 4%igen Lösung beim Erwachsenen). Die Bereithaltung einer 10-ml-Ampulle erscheint deshalb adäquat.

➡ Mit oralen Antikoagulanzien

1 × 2 Ampullen Konakion®

Das Wirkprinzip der Therapie mit Cumarinsubstanzen (z. B. Marcumar®) besteht in der Hemmung der Vitamin-K-abhängigen Synthese von Gerinnungsfaktoren. Bei absoluter oder relativer Überdosierung kann durch orale oder parenterale Zufuhr von Vitamin K die Cumarinwirkung innerhalb vieler Stunden, die zur Synthese der Gerinnungsfaktoren in der Leber notwendig sind, antagonisiert werden. Der verzögerte Wirkeffekt kann in Notfallsituationen mit manifester Blutung aber typischerweise nicht abgewartet werden. Hier muß, nach Eintreffen des Patienten im Krankenhaus, symptomatisch durch Infusion von gerinnungsfaktorenhaltigen Plasmapräparationen (z. B. Frischplasma) unmittelbar therapeutisch eingegriffen werden. Deshalb erscheint eine Bereithaltung von Konakion®-Ampullen in öffentlichen Apotheken im Rahmen eines Antidota-Sets entbehrlich.

Weitere Medikamente

Emetika

1 × 10 Ampullen Apomorphin

Die medikamentöse Auslösung von Erbrechen beim Erwachsenen mit Intoxikation ist ein immer wieder in Frage gestelltes Verfahren der Erstbehandlung. Die Effektivität ist meist nicht sehr groß, vor allem, wenn vorher nicht ausreichend Flüssigkeit getrunken wurde. Der Einsatz ist auf den bewußtseinsklaren Patienten mit voll erhaltenen Schutzreflexen beschränkt, da ansonsten Aspirations- und Erstickungsgefahr besteht. In jedem Fall aber darf das empfohlene Apomorphin mit seiner ausgeprägten kreislaufdeprimierenden Wirkung niemals alleine eingesetzt werden. Die Kombination mit einem Alpha-Sympathomimetikum (z. B. ½ bis 1 Ampulle Novadral®) in einer Mischspritze ist dringend anzuraten. Aus diesem Grunde sollte, wenn überhaupt, von Apomorphin und Novadral® die gleiche Anzahl von Ampullen gemeinsam bereitgehalten werden, um sie entsprechend einsetzen zu können.

Sirup Ipecachuanhae

Die Bereithaltung von Sirup Ipecachuanhae (DAB 8) in einer Menge von ca. 50 ml kann vorrangig zur Auslösung von Erbrechen bei Kindern unmittelbar nach oraler Giftaufnahme gelegentlich hilfreich sein. Auch hier muß großer Wert auf die vorher durchzuführende ausreichende Flüssigkeitszufuhr gelegt werden.

Mittel zur Behandlung des anaphylaktischen Schocks

1 × 10 Ampullen Suprarenin® 1 zu 1000

Zur Behandlung des Schocks durch akute Überempfindlichkeitsreaktionen (tierische Gifte, Medikamente, Kontrastmittel etc.) wird neben dem sofortigen Beginn einer Infusionstherapie, z. B. mit Ringerlaktat-Lösung, überbrückend der Einsatz von Adrenalin (Suprarenin®, 1-ml-Ampulle mit 1 mg Wirkstoff) empfohlen. Es wird nach Verdünnung mit 9 ml NaCl 0,9%ig in Dosen von 0,5 bis 1 ml, eventuell wiederholt, angewendet. Die Behandlung des Patienten mit schweren anaphylaktischen Reaktionen mit Suprarenin® bietet wegen der ausgewogenen alpha- und betasympathomimetischen Wirkung der Substanz wesentlich bessere Voraussetzungen für eine schnelle Wiederherstellung ausreichender Kreislaufverhältnisse, als dies durch das früher hier empfohlene Noradrenalin (Arterenol®) möglich wäre.

Blutvolumenersatzmittel

Grundpfeiler der Erstversorgung von Notfallpatienten sind kristalloide Lösungen. Vollelektrolytlösungen mit einem der normalen Serumkonzentration adaptierten Mineralgehalt von Na^+, K^+, Ca^{++}, Cl^-) werden zur Kompensation kleinerer Volumenverluste sowie als Trägerlösung für Medikamente eingesetzt. Die meiste Verbreitung hat dabei die Ringerlaktat-Lösung mit ihrer ausgewogenen, „physiologischen" Elektrolytkonzentration gefunden. NaCl 0,9%ig und Ringerlösung, sowie das hier ebenfalls genannte Tutofusin, scheinen wegen des hohen Chloridanteils, der zu sekundären pH-Wert-Verschiebungen in Richtung einer Azidose führen kann, weitaus weniger für den ohnehin azidosegefährdeten Notfallpatienten geeignet.
In jedem Fall ist die Bereithaltung von 500 ml einer Vollelektrolytlösung zur Erstbehandlung aller Notfallpatienten sinnvoll, wobei der Begriff Vollelektrolytlösung besser geeignet erscheint als die in der Aufstellung verwendete Bezeichnung „Volumenersatzmittel" bzw. „Elektrolytlösung".

Kolloidale Volumenersatzmittel (z. B. Gelatine, Dextran, HAES) sind immer dann erforderlich, wenn Serumverluste über 500 bis 1000 ml gezielt ersetzt werden müssen. Dies ist grundsätzlich mit allen drei genannten Substanzen möglich, wobei wegen der günstigsten Eigenschaften und der niedrigen Nebenwirkungsrate HAES 200 mit einem Verzweigungsgrad von 0,6 in einer 6%igen Lösung am meisten Verbreitung gefunden hat. Angemerkt sei, daß bei Bereithaltung von Dextran zusätzlich, zur Vermeidung von Überempfindlichkeitsreaktionen, niedermolekulares Dextran 1000 (Promit®) vorgehalten werden muß, das etwa 2 Minuten vor Beginn der Dextraninfusion injiziert wird.
Von den oben angesprochenen, als Volumenersatzmittel geeigneten Lösungen mit mittleren Molekulargewichten von 60 000 bis 200 000 sind niedermolekulare Substanzen wie Dextran 40 000 (Rheomacrodex®) zu unterscheiden, die nicht als Volumenersatz, sondern nur in speziellen (klinischen) Situationen zur Verbesserung der Gewebeperfusion, z. B. beim unblutigen Schlaganfall, eingesetzt werden. Eine präklinische, notfallmedizinische Indikation für diese Lösungen gibt es nicht.
Selbstverständlich ist neben den Infusionslösungen die Bereithaltung von Infusionssystemen sowie Venenverweilnadeln und etwas Verbandsmaterials zur Installation der Tropfinfusion erforderlich, wenn eine sofortige Behandlung ermöglicht werden soll.
Insgesamt müssen die Empfehlungen bezüglich der Blutvolumenersatzmittel als wenig systematisch und nur bedingt für notfallmedizinische Bedürfnisse geeignet beurteilt werden. Hier steht die Vermischung von Begriffen (Plasmaexpander, Volumenersatzmittel), Substanznamen (Dextran) sowie Handelsnamen einer systematischen Planung und Bevorratung im Wege. Die Beschränkung auf Ringerlaktat und eine kolloidale Lösung dagegen könnte die Bereithaltung wesentlich vereinfachen und auf

die praktischen Erfordernisse ausrichten.

Antischaummittel zur Behandlung von Tensid-Intoxikationen

1 bis 2 Flaschen Sab simplex®

Abgesehen von dem Umstand, daß es sich bei Tensidnotfällen nicht um Intoxikationen im eigentlichen Sinne handelt, sondern nach Ingestion die „Giftwirkung" primär auf der Schaumbildung und dem Risiko der Aspiration und Atemwegsschädigung beruht, kann die Verabreichung von Polysiloxan wohl nur mehr theoretisch und auf Einzelsituationen beschränkt hilfreich sein. Die Bedeutung des Einsatzes erscheint gering, verglichen mit der Relevanz der anderen bevorzuratenden Medikamente, und sollte überdacht werden.

Medizinische Kohle

12 Btl. Kohle-Granulat Merck® oder 10 g Kohle-Pulvis®

Medizinalkohle gilt als Universal-Antidot bei praktisch allen oralen Intoxikationen. Es besitzt keine echten Kontraindikationen. Viele Fachleute befürworten den großzügigen Einsatz schon am Notfallort und betonen auch die Überlegenheit dieses Vorgehens im Vergleich mit dem Versuch der Auslösung von Erbrechen. Grundsätzlich kann die Zufuhr der Kompretten bzw. des aufgelösten Granulates durch Trinkenlassen bzw. über einen Magenschlauch erfolgen. Günstiger erscheint die Verwendung des sich leicht auflösenden Pulvers. Dabei scheint eine Dosierung von 1 bis 2 Kompretten bzw. 250 bis 500 mg/kg Körpergewicht adäquat, um eine maximale Adsorption zu erreichen. Dementsprechend sollten etwa 60 Beutel bzw. fünf 10-g-Schraubdosen des Pulvers bereitstehen.

Ob grundsätzlich bei jeder Intoxikation nach Kohlegabe ein Laxans (z. B. 20 g Natriumsulfat-Decahydrat DAB 9) appliziert werden soll, bleibt zu diskutieren.

Tetanusimpfstoff bzw. Tetanushyperimmunglobulin 250 IE

Die aktive und passive Tetanusimmunisierung ist selbstverständliche Therapie bei allen Patienten mit offenen Verletzungen, die über keinen ausreichenden Schutz vor Wundstarrkrampf-Infektionen verfügen. Ein Bereithaltung ist deshalb sinnvoll.

Weitere in Erwägung zu ziehende Substanzen

Physostigminsalicylat

Aus unserer Sicht erscheint über die aufgeführten Substanzen hinaus die Bevorratung von Physostigminsalicylat (Anticholium®) diskussionswürdig. Die Behandlung der Atropinvergiftung und insbesondere die durch unmittelbar wegen der eintretenden Herzrhythmusstörungen komplizierte Intoxikation mit tri- und seltener tetrazyklischen Antidepressiva erfordert zum Teil eine sofortige präklinische Gabe von Anticholium® zur Sicherung der Herz-Kreislauffunktion. Die Bereithaltung einer Ampulle dieser Substanz sollte unbedingt erwogen werden.

Biperiden

Wie sich aus der an anderer Stelle wiedergegebenen Statistik unseres Notarztdienstes ergibt, wird auch Biperiden (Akineton®) häufiger unter Notfallbedingungen als Antidot eingesetzt. Angesichts der zunehmenden Zahl von Patienten, die von niedergelassenen Ärzten mit hochpotenten Substanzen eingestellt und über oft lange Zeiträume mit hohen Dosen von Neuroleptika (z. B. Haloperidol®) behan-

Ausstattung für
Notfallsituationen

Teil
4

delt werden, kommt es immer wieder zu den typischen extrapyramidalen Nebenwirkungen dieser Substanzen, die durch eine Injektion von Biperiden sofort beendet werden können. Die Bevorratung einer kleinen Menge dieses Medikaments erscheint uns bedenkenswert.

Universalmedikament Sauerstoff

Aus unserer Sicht soll der Wunsch nach Bereithaltung des „Universal-Antidots/Medikaments" Sauerstoff nicht unerwähnt bleiben. Bei praktisch jeder gravierenden Störung der Atem- und Herz-Kreislauffunktion, bei jeder Intoxikation oder anders gearteten Störung der Homöostase gilt Sauerstoff, der über eine Nasensonde oder per Maske appliziert werden kann, als absolut indiziert zur Verbesserung der essentiellen Versorgung der Zelle mit dem Betriebsstoff O_2.

Daneben ist Sauerstoff spezifisches Antidot bei der Kohlenmonoxid-Vergiftung. Wenn auch eingewendet werden mag, daß die Bereithaltung von O_2 bisher nur relativ aufwendig in (schweren) Druckflaschen mit 0,8 bzw. 2 l Rauminhalt, die bei einem Druck von ca. 200 bar zwischen 160 und 400 l Sauerstoff enthalten, möglich war, so stehen inzwischen in der Art des O_2-Pack (Fa. Wero, Taunusstein) sog. Festsauerstoffquellen zur Verfügung, aus denen im Bedarfsfall eine chemische Reaktion ($2 NaClO_3 \longrightarrow 2 NaCl + 3 O_2$) in Gang gesetzt werden kann und über ca. 12 Minuten ein kontinuierlicher Sauerstoff-Flow von rund 3 Litern/Minute abgegeben wird.

Corticoid-Aerosol

Aus unserer Sicht wäre die Bereithaltung eines inhalierbaren Corticoidaerosols (z. B. Auxiloson® Spray) zu erwägen. Nach Inhalation von Reizgasen bei Bränden oder bei Atemwegsverätzungen kann durch frühzeitige endobronchiale Applikation von Glucocorticoiden der Entwicklung reaktiver Schleimhautveränderungen mit Schwellung, Spastik und Hypersekretion vorgebeugt werden. Da hier meist mehrere Personen betroffen sind, wäre die Bereitstellung von etwa 10 Dosieraerosolen vorteilhaft.

Polyethylenglykol

Auf die Vorteile der Bevorratung von Polyethylenglykol zur Giftentfernung fettlöslicher Substanzen von Haut und Schleimhaut sowie von isotoner Augenspülflüssigkeit sei zusätzlich hingewiesen, wenn auch ersatzweise Wasser oder Kochsalzlösung angewendet werden kann.

Hilfsmittel

Für alle intravenös zu applizierenden Medikamente müssen geeignete Spritzen und Kanülen sowie Desinfektionsmittel und einfache Verbandsmittel bereitstehen, die am günstigsten in einem „Notfallpaket" mit den sogenannten Medikamenten gemeinsam aufbewahrt und zur Verfügung gehalten werden sollten.

4.2
Notfallsets für Unterwegs

Notfälle können sich jederzeit und überall ereignen. Insbesondere in fremder Umgebung kann ihre Bewältigung durch vielfältige Umstände große Schwierigkeiten bereiten. Eine Vielzahl von Ereignissen lassen sich durch bestimmte Vorsichtsmaßnahmen und Vorkehrungen gänzlich vermeiden oder zumindest in ihren Folgen abmildern.

Empfehlungen zur Reisetauglichkeit

Es lassen sich einige Grundregeln über die Reisetauglichkeit insbesondere in ferne Länder und bei Patienten mit chronischen Erkrankungen nennen, die hier von Bedeutung sind. Dabei soll hier weniger auf die vielfältigen Probleme eingegangen werden, die durch akute Störungen der Magen-Darm-Funktion und durch die ungewohnte Wärme und Sonneneinstrahlung bedingt sind. Notfallmedizinisch von größerer Bedeutung sind Durchblutungsstörungen des Herzens (Angina pectoris, Myokardinfarkt) sowie des Gehirns (transitorisch ischämische Attacke, Schlaganfall) und die zur Vermeidung bzw. Behandlung derartiger Ereignisse möglichen und wesentlichen Maßnahmen.

Eine prinzipielle Kontraindikation für (längere) Urlaubsreisen und mit dem Flugzeug besteht bei manifester Herzinsuffizienz, nach frischem Herzinfarkt (in den ersten 3 bis 6 Monaten), bei ausgeprägter Anämie (z. B. im Rahmen von Tumorerkrankungen) oder akut ansteckenden Krankheiten. Hier kann die kompetente Beratung bei der Reiseplanung sehr hilfreich sein. Die Beachtung der möglicherweise anspruchsvollen klimatischen Verhältnisse im Reiseland und die meist eingeschränkten Einrichtungen in der medizinischen Akutversorgung müssen in die Vorbereitungen einfließen.

Gerade bei chronisch kranken Reisenden sollte auf die Probleme einer eventuellen Zeitverschiebung hingewiesen werden, die bei einer Dauerbehandlung mit Arzneimitteln (z. B. mit Antikoagulanzien wie Marcumar) berücksichtigt werden muß. Um Probleme bei der Medikamenteneinnahme zu vermeiden, sollten alle Arzneimittel im Handgepäck mitgeführt werden. Auch das Risiko von Verletzungen und Unfällen, die fern der Heimat zu besonderen logistischen und persönlichen Problemen führen können, sollte bedacht werden.

Bei der Zusammenstellung eines „Notfallsets" wird man grundsätzlich von zwei verschiedenen Konstellationen auszugehen haben.

Allgemeine Notfallausstattung

Zum einen kann es darum gehen, für einen Kunden, der über keine speziellen notfallmedizinischen Kenntnisse verfügt, eine persönliche Ausrüstung zusammenzustellen, die er für sich und seine Familie zuhause bzw. unterwegs für plötzlich eintretende Notfälle zur Verfügung halten kann. Die Empfehlungen werden sich hier z. B. an Richtlinien für Erste-Hilfe-Ausstattungen für Kraftfahrzeuge (DIN 13164) orientieren:

1 × Heftpflaster DIN 13019-A5 × 2,5,
1 × Wundschnellverband DIN 13019-E50 × 6,
3 × Wundschnellverband DIN 13019-E10 × 6,
1 × Verbandpäckchen DIN 13151-G,
3 × Verbandpäckchen DIN 13151-M7,
1 × Verbandtuch DIN 13152-A,

Ausstattung für Notfallsituationen

Teil 4

3 × Verbandtuch DIN 13152-BR,
6 × Mullbinde
  DIN 61361-MB-8-ZW/BW,
3 × Mullbinde
  DIN 61361-MB-6-ZW/BW,
6 × Kompresse 100 mm × 100 mm,
2 × Dreiecktuch DIN 13168-D,
1 × Schere DIN 58279 A 145,
12 × Sicherheitsnadeln B 50, DIN 7404,
4 × Einmalhandschuhe aus PVC,
1 × Erste Hilfe Broschüre.

Es hat sich bewährt, dem Kunden anzubieten, seine persönliche Ausstattung detailliert zu überprüfen und ggf. zu ergänzen.

Will man für einen Kunden eine Empfehlung aussprechen, wird man vor allem auf die persönlichen Voraussetzungen dieser Person abzustellen haben. Im Mittelpunkt wird dabei naturgemäß eine Ausstattung stehen, die aus einem Vorrat der chronisch eingenommenen Medikamente (z. B. retardiertes Isosorbitdinitrat) ggf. ergänzt um akut erforderliche Zusatzpräparate (z. B. ein Nitrospray) zu bestehen haben. Auch ein ausreichender Vorrat an Hilfsmitteln (z. B. Spritzen und Kanülen für den insulinpflichtigen Diabetiker) sind hier zu bedenken.

Spezielle Notfallausstattung für Ersthelfer

Zum anderen wird der Apotheker bzw. einer seiner Mitarbeiter zu Hause oder auf Reisen für sich und seine Umgebung eine erweiterte und auf seine Kenntnisse und Fähigkeiten zugeschnittene Ausrüstung

zur Bewältigung von Notfällen bereit haben wollen.

Bei der Zusammenstellung einer Notfallausrüstung gilt es in jedem Fall, unterschiedliche Aspekte zu berücksichtigen. Sie sind zum einen durch die zu erwartenden Notfälle, zum anderen durch die individuellen Kenntnisse in den typischen Hilfsmaßnahmen der jeweiligen Anwender vorgegeben. Eine Empfehlung zur Bereithaltung spezifischer Gegenstände, z. B. eines Hilfsmittels zur Durchführung der Atemspende, ist nur dann sinnvoll, wenn man davon ausgehen kann, daß der Anwender das entsprechende Instrument auch handhaben kann und unter Notfallbedingungen tatsächlich zum Einsatz bringen wird. Ausstattungen, die nur eine Alibifunktion haben, weil die wesentlichen Voraussetzungen für ihre Anwendung nicht gegeben sind, sind zum einen eine Fehlinvestition und können unter Umständen bei falscher Benutzung sogar einen Schaden heraufbeschwören.

Betrachtet man die gesamte Palette von Konstellationen, die sich im Sinne eines akut lebensbedrohlichen Notfalls ereignen kann, so stehen plötzliche Erkrankungen im Bereich des Atem- und Herz-Kreislaufsystems, Verletzungen und Intoxikationen qualitativ und quantitativ ganz im Vordergrund.

Daneben dürfen akute Komplikationen chronischer Erkrankungen des Zentralnervensystems (z. B. Epilepsie) und der Stoffwechselregulation (insbesondere Diabetes mellitus) nicht außer acht gelassen werden, wenn eine umfassende Ausstattung zur Bewältigung von Notfällen konzipiert werden soll.

Vorschlag für die Ausstattung eines Notfallsets

A 1 × Beatmungsschutz
   (Typ Ambu Life-Key®)
   für Atemspende

B 1 × Schmerzmittel
   (Typ Aspirin®, Paracetamol,
   Ibuprofen)

C 1 × Mittel bei Insektenstichen
   (Typ Fenistil®)
   1 × Mittel gegen Übelkeit
   (Typ Vomex®)
   1 × Antihypotonikum
   (Typ Effortil®)

D 1 × Creme bei Verstauchung,
   Bluterguß (Typ Dolo Mobilat®)
   1 × Mittel bei Magen-Darm-
   Erkrankungen:
   a) Kohle (in ausreichender Menge)
   b) Spasmolytikum (Typ Buscopan®)
   c) Elektrolyt-Trinkzubereitungen

E 1 × Verbandsmittel:
   a) Elastische Binde, 8 cm breit
   b) Wundschnellverband
   c) Wunddesinfektion (Typ Kodan®)

F 1 × Rettungsdecke

Ausstattung für Notfallsituationen

Teil 4

Literaturauswahl Notfallmedizin

Ahnefeld, F. W., W. Dick, J. Kilian, H.-P. Schuster: Notfallmedizin. 2. korrigierte Auflage. Springer Verlag, Berlin – Heidelberg – New York – London – Paris – Tokio – Hongkong 1990.

Ahnefeld, F. W., K. H. Lindner, R. Rossi: Kardiopulmonale Reanimation (CPR). 2. Auflage. Wissenschaftliche Verlagsgesellschaft mbH, Stuttgart 1991.

Buchfelder, M., A. Buchfelder: Handbuch der Ersten Hilfe. Schattauer, Stuttgart – New York 1989.

Gorgaß, B., F. W. Ahnefeld: Rettungsassistent und Rettungssanitäter. 2. überarbeitete und erweiterte Auflage. Springer-Verlag, Berlin – Heidelberg – New York – London – Paris – Tokyo – Hongkong 1989.

Hossli, G., W. Meng, R. Pickel, P. Sefrin: Erste Hilfe. Perimed Fachbuch-Verlagsgesellschaft, Erlangen. 1989.

Köhnlein, H.-E., S. Weller, W. Vogel, J. Nobel: Erste Hilfe. Ein Leitfaden. Georg Thieme Verlag, Stuttgart 1986.

Rossi, R.: Notfallmedizin in der Praxis. Vom Leitsymptom zur Erstbehandlung. MMV Medizin Verlag München 1990.

Rossi, R., G. Dobler: Notfall-Taschenbuch. 6. aktualisierte Auflage. Verlagsgesellschaft Stumpf & Kossendey, Edewecht. 1990.

Schuster, H.-P.: Notfallmedizin, Symptomatologie und erste Versorgung der akut lebensbedrohenden Zustände. 4. völlig neu bearbeitete Auflage. F. Enke Verlag, Stuttgart 1989.

Sefrin, P.: Notfalltherapie. 5. neubearbeitete und erweiterte Auflage. Urban & Schwarzenberg, München – Wien – Baltimore 1991.

Stichwortverzeichnis